認知症は
こう診る

初回面接・診断から
BPSDの対応まで

編集

東京医療学院大学教授
上田 諭

医学書院

〈ジェネラリスト BOOKS〉

認知症はこう診る―初回面接・診断から BPSD の対応まで

発　行　2017 年 10 月 1 日　第 1 版第 1 刷©

編　集　上田　諭

発行者　株式会社　医学書院

　　　　代表取締役　金原　優

　　　　〒113-8719　東京都文京区本郷 1-28-23

　　　　電話　03-3817-5600(社内案内)

印刷・製本　横山印刷

本書の複製権・翻訳権・上映権・譲渡権・貸与権・公衆送信権(送信可能化権を含む)は株式会社医学書院が保有します.

ISBN978-4-260-03221-6

本書を無断で複製する行為(複写, スキャン, デジタルデータ化など)は,「私的使用のための複製」など著作権法上の限られた例外を除き禁じられています. 大学, 病院, 診療所, 企業などにおいて, 業務上使用する目的(診療, 研究活動を含む)で上記の行為を行うことは, その使用範囲が内部的であっても, 私的使用には該当せず, 違法です. また私的使用に該当する場合であっても, 代行業者等の第三者に依頼して上記の行為を行うことは違法となります.

JCOPY 〈出版者著作権管理機構　委託出版物〉

本書の無断複製は著作権法上での例外を除き禁じられています. 複製される場合は, そのつど事前に, 出版者著作権管理機構 (電話 03-3513-6969, FAX 03-3513-6979, info@jcopy.or.jp)の許諾を得てください.

執筆者一覧 (50音順)

稲村　圭亮	東京慈恵会医科大学附属柏病院精神神経科
上田　　諭	東京医療学院大学教授・精神医学
扇澤　史子	東京都健康長寿医療センター精神科次席
大石　　智	北里大学診療講師・精神科学
小川　朝生	国立がん研究センター東病院精神腫瘍科長
小田　陽彦	兵庫県立ひょうごこころの医療センター認知症疾患医療センター長
金井　貴夫	東千葉メディカルセンター総合診療科副部長
上村　直人	高知大学講師・精神科
北田　志郎	自治医科大学准教授／あおぞら診療所
肥田　道彦	日本医科大学大学院講師・精神・行動医学
品川俊一郎	東京慈恵会医科大学講師・精神医学
互　　健二	東京慈恵会医科大学精神医学
高橋　幸男	エスポアール出雲クリニック院長
古田　　光	東京都健康長寿医療センター精神科部長
松田　　実	清山会医療福祉グループ顧問・いずみの杜診療所
松本　一生	松本診療所(ものわすれクリニック)院長

編集のことば

超高齢社会のなかで，認知症は誰もがよく知る病気となり，患者数はますます増えようとしています．それに呼応し，医療の側では，精神科や神経内科だけにとどまらず，かかりつけ医を含めたほとんどすべての診療科で，認知症を診る対応に迫られています．認知症を専門に診ようとする精神科，神経内科，脳外科などの医師はもとより，総合診療医やそれを目指す医師，一般内科の開業医・勤務医，さらに後期研修医たちも，認知症に対する基本的な正しい知識と適切な対応法を知っておかなければなりません．

ところが，いまだ現状は好ましいとはいえません．画像所見やスクリーニング検査の偏重，認知機能低下をもたらす身体疾患の見逃しといった診断上の問題，さらには，正しい診断が行われても，その後の治療が抗認知症薬の投与のみに終始し，患者と介護家族の悩みに対応できていない状況が目につきます．認知症が根治療法のない「治らない病気」であり，薬物療法の効果には限界があるという現実から，この疾患をどのように考え，患者側に何をどのように提供すればよいのか――患者の急増に対応が追いつかず，真摯な医師ほど迷いを抱いたとしても無理はないのかもしれません．

このような現状に対して，認知症を診るあらゆる医師，とくにプライマリ・ケアを担う医師に向けて，認知症診療の明確な指針を示すべく作られたのが本書です．

本書は，認知症という疾患を，超高齢社会で誰にも生じうるものと肯定的に考えます．悲観的にとらえる傾向の強いメディアや社会の目にさらされて，自信をなくしかかっている認知症の人の，心情と生活に注目することを，診療の基本的姿勢としました．本人への注目が，家族や介護者の支援の基礎にもなると考えます．

アルツハイマー病を主な対象として，診断から投薬，生活指導まで，診療の流れを示すとともに，受診が続かない人への介入の仕方，生活面に現れる種々の障害や認知症の行動・心理症状（BPSD）など，課題への対応の仕方を具体的に述べました．昨今話題になることの多い「車の運転」や「患者本

人の意思決定」についても，あるべき方向性を示しました．「本人への病名告知をどうしたらよいか？」，「抗認知症薬はいったい効くのか？」という議論が分かれるテーマでは，賛成・反対の論者に語ってもらう「Pros and Cons」の形式で展開しました．読者が混乱されないよう，最後には編者が議論をまとめて一定の指針を示しています．血管性認知症，レビー小体型認知症，前頭側頭型認知症についても，アルツハイマー病との違いを中心に病態と対応を紹介しました．

　本書が，医師の方々にとって，認知症診療の強力な道しるべと大きな助けになることを，心より願います．

2017年8月

編者　上田　諭

目次

編集のことば .... 上田　諭　v

編者紹介 x

イントロダクション 1

認知症診療　こう進めたい .... 上田　諭　2

第1章 診療のためにまず知るべきこと 9

認知症（アルツハイマー病）の「脳」と「心」の基礎知識 ‥ 互　健二・品川俊一郎　10

診断の流れ：問診から他疾患との鑑別まで .... 古田　光　21

「治る認知症」とその除外のための検査 .... 稲村圭亮　37

かかりつけ医としての認知症への対応の基本 .... 松本一生　46

Pros and Cons
▶その1　本人への病名告知はどうする？

「本人に伝える」立場から .... 古田　光　55/59

「本人には伝えない, 家族には伝える」立場から .... 上田　諭　57/62

編者からひとこと .... 上田　諭　67

第2章 認知症診療，こんなときどうする？ 69

▶課題をかかえた患者さんは, 医療・介護にこうつなぐ

こんなときどうする？　①独居の人への介入 .... 北田志郎　70

こんなときどうする？　②受診を拒否する人への対応 ‥‥ 大石　智　77

こんなときどうする？　③受診後, 音沙汰のない人への介入 ‥‥ 大石　智　83

こんなときどうする？　④当事者の家族に課題がある場合の対応 …… 松本一生　89

▶生活障害への対処—薬以外でこれだけできる
家庭の外でできること ……………………………………………… 大石　智　104
家庭内でできること ………………………………………………… 扇澤史子　114

▶もう悩まない，BPSDへの対処法
認知症の人の思いを知る …………………………………………… 高橋幸男　126
BPSDへの抗精神病薬の使い方 …………………………………… 金井貴夫　133
こんなときどうする？　①帰宅願望 ……………………………… 高橋幸男　141
こんなときどうする？　②徘徊 …………………………………… 高橋幸男　147
こんなときどうする？　③物盗られ妄想 ………………………… 松田　実　153
こんなときどうする？　④家族の顔がわからない（家族誤認） …… 松田　実　158
こんなときどうする？　⑤同じことを何度も言う/尋ねる ……… 松田　実　163
こんなときどうする？　⑥誤りを認めず，取り繕う ……………… 松田　実　171

▶「車の運転を続けたい」と言われたら？ …………………… 上村直人　177

▶患者の意思決定支援が必要になったときは？ ……………… 小川朝生　185

Pros and Cons
▶その2　抗認知症薬は効く？　効かない？
「効く」立場から ……………………………………………… 肥田道彦　198/201
「効かない」立場から ………………………………………… 小田陽彦　200/207
編者からひとこと …………………………………………………… 上田　諭　214

第3章 知っておきたい，MCIとさまざまな認知症 ── 215

▶MCIの基礎知識，これだけは ── 稲村圭亮 216

▶その他の認知症の病態と対応──アルツハイマー病との違いを中心に

血管性認知症 ── 上田 諭 224

レビー小体型認知症 ── 肥田道彦 230

前頭側頭型認知症 ── 品川俊一郎 237

索引 ── 245

ブックデザイン：菊地昌隆（アジール）

編者紹介

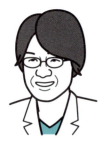

上田 諭（うえだ さとし）
東京医療学院大学教授・精神医学

京都府生まれ．関西学院大学社会学部卒業後，朝日新聞に記者として入社．9年間勤めた後1990年に退社し，北海道大学医学部に入学．卒後，東京都老人医療センター（現健康長寿医療センター）精神科，米国デューク大学メディカルセンターでの研修などを経て，2007年より日本医科大学精神神経科助教，11年より講師．17年4月より現職．いくつかの病院にて臨床にも継続して携わる．認知症を誰にでも起こりうることとしてより自然に，前向きにとらえ，本人の心情を慮る診療や介護を提唱した『治さなくてよい認知症』（日本評論社，2014）で一般にもひろく注目を集める．大切にするモットーは「ロゴス（理屈）よりパトス（気持ち）」で，人は言葉にではなく声質に癒されると信じる．

イントロダクション

イントロダクション

認知症診療
こう進めたい

「医学モデル」からの脱却を

　現病歴を聞き，必要な検査をし，診断に至り，薬物療法を中心とする治療的対処をする——これが真っ当な診療であることに違いはない．これを「医学モデル」による診療と呼ぶとすれば，認知症に対してはこの「医学モデル」では半分しか診療できていないことになる．それは，認知症が根治療法のない「治らない疾患」であり，必然的に進行していく疾患であるからである．このような病に対して，「医学モデル」だけで診療を進めていても，本人もそれを介護する家族も幸せにはなれない．治療する医師もまた，一時的な達成感しか得られず，ついには悩むしかなくなるのである．

　大きな問題点は，治療目標の立て方である．認知症はいったい何を「治す」のか．

　現在多くの診療現場では，アルツハイマー病（Alzheimer's disease：AD）あるいはレビー小体型認知症（dementia with Lewy bodies：DLB）の診断がされた場合，抗認知症薬を処方して認知機能の維持とまれに起こる改善を図るという形の診療が多く行われている．まさに「医学モデル」である．しかし，この認知機能の改善という目標が本当の治療目標にはなりえない．抗認知症薬の効果はあっても（ない場合も多い）一時的であり，大きな限界があるからである．あるいは抗認知症薬に多少の効果があったとしても，それは間もなく疾患の進行に追い抜かれてしまう．つまり，認知機能の低下が再びあらわになることが確実なのである．さらには，まれに抗認知症

薬で Mini-Mental State Examination（MMSE）で 2 点前後の上昇がみられることがあるが，それを万一実現できたとしても，一時的なその変化が患者の幸福にどれほど貢献できるだろうか．

本当に目指すべき治療目標は，認知機能の変化いかんにかかわらず，認知症の人が生き生きと生活できること，日々の役割や生きがいをもって暮らしていけること，であるべきではないか．認知症では，認知機能に対してだけではなく，あるいは認知機能以上に，生活にこそ注目しなければ「治療」という名に値しないと考える．認知症の人が失いつつあり，それによって苦しみ，取り戻したいと一番願うものは，「張り合いのある生活」とそこで得られる「自己肯定感」だと思うからである．

抗認知症薬という手段を捨てるべきだというつもりはない．二の次にすべきだといいたいのである．薬はあくまで補助的治療とし，主たる治療の目標を，本人の張り合いのある生活に置くのである．これを，「医学モデル」に対し「生活モデル」による治療と呼んでもよい．根治療法がなくまた維持的薬物療法にも限界の大きい認知症という疾患には，「生活モデル」を主に治療にあたることが不可欠なのである．

なお本項では，認知症のなかでも高齢者の AD を対象に話を進めたい．

本人の心情を家族とも共有

認知機能の低下を心配し，生活上うまくできなくなること（実行機能の障害）に困る介護者家族の訴えには，どう応えればよいのか，という思いをもたれるかもしれない．介護者家族の苦労をねぎらうことは大切なことである．しかし，しばしば介護者家族は思い違いをしている．その思い違いとは，認知機能を何とかよくしたい，できれば，できないことを少なくしていきたいという思い，つまり「少しでも治したい」という思いで本人に接していることである．気持ちは理解できるが，これは無理なことである．基本姿勢として大きな間違いであり，両者にとってよいことは何もない．何よりも本人に無理を押し付け，傷つけている．それを知らずに介護を進めていくと，関係は悪化し，行動・心理症状（behavioral and psychological symptoms of dementia：BPSD）が必発で，介護はますます大変になる．医

師はつい介護者の身になり加担してしまいがちで，この悪循環を進めてしまう．

　まず認知症になった本人の気持ちになる必要がある．それは，記憶や行動に自ら漠然と違和感と不安を感じることから始まる．そのうち，周囲にミスや間違いを指摘・注意され，大きなショックを受けると同時に不安が増大する．「どうしてそんな言われ方をしなくてはいけないのか」という反発も生まれてくる．次第に自信がなくなり引きこもりがちになり，これまでの家庭内あるいは地域社会での役割も失っていく．「自分はどうすべきなのか」と惑い，「いったい自分はどういう存在なのか」と気持ちは揺らぐ．さらに進めば，「こんなことなら，もう自分なんていなくていい」といった自己否定的感情まで抱くようになる．そのとき頼れるものは自尊心（プライド）である．これまで自分が家庭や社会に対してしてきたことへの自負心でもある．ところが，場合によってはそれすらも，「何もできないのにプライドだけ高くて困る」などと言われて，傷つけられてしまう．

　このような本人の気持ちに多くの介護者家族は気づくことがない．診断を下す医師は，そこに注目し，介護者家族にそれを気づかせる最初の援助者になりたい．「治る認知症」状態（treatable dementia）の鑑別を含む認知症診断は，医師にとって最低ラインである．最も重要なのは，次に何をするかである．

傾聴が自己肯定感を高める

　診察でまずすべきことは，本人との対話である．初診時，家族からの訴えと困っていることは，問診票で前もってわかっているのだから，はじめに家族からの「主訴」を聞いてはいけない．認知症の人で，自分から進んで受診する人はほとんどいない．周囲に言われてしぶしぶ，仕方なく来ている人ばかりである．その心情に配慮もせず，介護者家族の訴えを聞いてしまったら，本人はいたたまれず，身を縮めるしかなくなる．受診を激しく後悔し，医師に心を開くことなどまずない．はじめに本人に「主訴」を聞く．本人が一番尊重すべき主人公である．診療では当たり前のことである．どんな気持ちで来たのか．何か困っていることがあるのか．体調はどうか．

普段の生活はどんな風にしているのか，生活の楽しみは何か，生活で不満はないか．主要なテーマは「生活」である．気持ちをほぐすのと，本人の認知機能の程度を知るために，生活史(生まれ，学校，結婚，仕事，子育てなど)もできれば聞きたい．

　そういう診察場面で，AD の人はたいてい自分の言動を取り繕うような発言(「取り繕い反応」)をする．介護者家族はそれを聞いて，「また姑息な言い訳をして」と渋い顔をしたり眉間にしわを寄せたりする．しかし，それも心情を考えればよくわかる．認知症を発症した人は大体，程度の差はあっても，自信をなくしかけ，どう振る舞っていいのか悩み，居場所がなくなったように感じている．それをやり過ごそうと，取り繕ったり，虚勢を張ったり，閉じこもったり，知らず知らずに心理的に無理な努力を重ねているのが常である．初対面の若い医者の前でまたぞろ恥をかきたくない，という気持ちから取り繕うのである．取り繕いに気づいても，決して指摘などせず，しっかり目を見て向き合って5分でも10分でも耳を傾け，まず話をすることが大切である．これは，精神科でいう精神療法という治療の第一歩でもある．認知症の人には精神療法など無意味だと従来思われてきたが，その誤った考え方は見直されつつある．じっくり話を聞いてもらうことがない認知症の人にとって，それは貴重な自己肯定感を高める体験になるはずである．

　介護者家族から話を聞く段になったら，必ず，本人に了解を得てから聞く．もし聞いている本人を平気で傷つけるような発言をする家族がいたときには，発言を止め，別席で聞くなど配慮をする必要がある．

張り合いのある生活づくり

　問診と諸検査で診断がほぼ確定したら，根治療法がないこととともに，高齢になるにつれて多くの人がなる一般的な病気であることをわかってもらう．「治りません」と突き放すような言い方は論外である．「病気になっても自然」，「治さなくてよい」，「いまのままでよい」ということを，本人にも家族にもわかってもらいたい．そして，何よりも重要なことは，認知機能をよくすることなどでなく，充実した張り合いのある生活を作ることだと話

す．もちろん，記憶の間違いや生活上うまくできなくなったことを指摘したり，修正したりすることが無益であるばかりでなく，両者の良好な関係にとって有害であることを家族には理解してもらう．「指摘しない，議論しない，怒らない」の鉄則を示して守ってもらう．

次いで，張り合いのある生活づくりの相談である．本人が好きなこと，したいことがある場合は，それを家族にサポートしてもらう．そういうものが見つからなければ，介護保険サービスによる，デイサービスの活用が有力な候補になる．注意したいことは，介護者家族が押し付けるような態度を見せないことである．デイサービスは介護者の休息にもなることは確かだが，一義的には本人の生き生きとした生活のためであることを忘れないようにしたい．

最後に，抗認知症薬を服用するかどうかの相談である．効果は最大でも認知機能の維持である(改善ではない)こと，一定期間の効果しか望めないこと，効果がまったくない場合や副作用もありうることを伝えて，本人，家族の意見を尊重して決めたい．「薬は何種類もあるから」などと，根拠のない過剰な期待をさせるようなことは厳に慎みたい．

介護と生活が BPSD の要因

認知症で問題になる，不機嫌，イライラ，抑うつ，暴言，妄想(物盗られ妄想，嫉妬妄想)，暴力，徘徊などの BPSD．その見方には大きな誤解があると言わざるを得ない．それは，認知症という脳の神経機能障害によって生じているという一面的な考え方だ．AD の軽度から中等度ならば，脳機能の障害は脳全体からすればごく一部であって，感情や他人への配慮，考え方などにはほとんど影響を及ぼさない．つまり心(心理的側面)は正常で，それが明らかに乱れてくるのは，重度以降なのである．BPSD と呼ばれるものは，脳の神経機能障害から生じているのではなく，介護者の不適切な対応や張り合いのない生活を背景に，正常な心の反発や不満の噴出としてみられるものが非常に多いのである．

したがって，BPSD だからと，すぐに鎮静のための向精神薬を考えるような態度はまったく正しくない．まず注目すべきは，ここでも「生活」と「心

情」である．厚労科研費の研究班による「かかりつけ医のための BPSD に対応する向精神薬使用ガイドライン（第2版）」（厚労省研究班による）が公表されているが，そこに多数並んだ薬剤名を見る前に，「治療アルゴリズム」の冒頭にこそ注目してほしい．「非薬物的介入を最優先する」と明記されている．「非薬物的介入」の核心が，本人を傷つけず自己肯定感を高める介護者の対応と，張り合いのある生活なのである．

さらに，非薬物的介入の内容として「出現時間，誘因，環境要因などの特徴を探り，……改善を探る」とあるが，身体科医師にとって（多くの精神科医にも）難しいのは，「環境要因」の探しかたであろう．ここで重要なのも，上述の「心情」と「生活」にほかならない．

本人をおとしめるような言い方，傷つけるような対応，ないがしろにするような態度を周囲がとっていないかどうか．退屈で何もすることのないような，張り合いのない生活になっていないかどうか．その点をまず確かめ，家族や介護関係者と相談し対応することである．そのうえでなお，BPSD が治まらないようなときに初めて，向精神薬のリストを参照すべきである．

ただし，介護者家族に本人の心情への理解がいつまでも乏しい場合や，抜き差しならない家族内の確執とか家族関係が背景にあるような場合もある．その介入は至難であり，専門医（主に精神科）に回すほうがよい．また，DLB の中核症状としての幻視と妄想が活発であるケース，AD ではなく前頭側頭型認知症（frontotemporal dementia：FTD）のケースも専門的な介入が必要であり，精神科に対応を依頼すべきであろう．

（上田　諭）

第1章

診療のために
まず知るべきこと

認知症（アルツハイマー病）の「脳」と「心」の基礎知識

> **ポイント**
>
> ・アルツハイマー病の臨床症状は，認知機能障害，行動・心理症状，その他の症状の3つ
> ・症状の発現には「心」の部分の関わりも大きい
> ・生物学的側面と心理的側面，両方を知ることが病態理解につながる

　本邦では全人口における65歳以上の高齢者が占める割合が2割を超え，今後も高齢者人口の増加が続くと考えられている．厚生労働省研究班による調査では，2012年時点で本邦における65歳以上の高齢者のうち認知症の割合は15％で，約462万人にのぼり，社会としての認知症対策が求められている．

　認知症は，後天的な大脳の器質的な障害によって生じる記憶や実行機能，言語，視空間認知など複数の領域の認知機能の低下が認められ，その結果として日常生活や社会生活に支障をきたした状態を指す用語であり，多くの原因疾患によって生じうる．原因疾患の比率は報告によって異なるが，共通しているのはアルツハイマー病（Alzheimer's disease：AD）が最も多く半数以上を占めるという点である．

　ADは記憶障害を主な症状とし，その進行に伴いさまざまな認知機能障害や行動・心理症状（behavioral and psychological symptoms of dementia：

BPSD），そして生活障害が生じる神経変性疾患である．1906 年にドイツの精神科医である Alois Alzheimer が，嫉妬妄想を呈し，記憶力の低下と失見当識が進行して 55 歳で死亡した女性を剖検し，記載したのがこの疾患の最初の報告である．当初は初老期発症の疾患であり，老人性の認知症とは別の病態であるとされていた．しかし，両者は病理学的に同様の変化を呈することが明らかになり，現在では両者を総称して「アルツハイマー病」あるいは「アルツハイマー型認知症」と呼んでいる．

　大脳に障害が生じる神経変性疾患である以上，その「脳」の問題に注目が集まりがちではあるが，AD の患者が呈するさまざまな症候には「心」の問題も深く関わっている．本項では AD の病態と症状について，その生物学的側面と心理的側面の双方に触れながら概説する．

AD はなぜ発症するのか（脳の側面）[1]

　AD は主として初老期以降に発症し，病理学的には海馬，基底核，側頭葉，頭頂葉など広範囲の大脳における神経原線維変化（neurofibrillary tangle：NFT）と老人斑（senile plaques：SP），そして神経細胞の脱落が特徴である．

　SP は中心部に蓄積するアミロイド β 蛋白（Aβ）により構成されるアミロイド線維の沈着と，周囲の変性した神経突起やグリア細胞から構成される．SP の形成は疾患特異性が高く，AD とダウン症候群以外の認知症疾患ではほとんど生じないため，AD の発症に一次的に関与していると考えられている．他方，NFT は変性した神経細胞内に生じるねじれた二重らせんを呈する線維状構造物であり，過剰なリン酸化を受けたタウ蛋白，ユビキチン蛋白から構成されている．NFT は疾患特異性が低く，他の認知症疾患でも生じるが，神経細胞死と深く関わる所見であると考えられている．そのため，AD の基本的病理過程として最も有力なのが，アミロイド・カスケード仮説である（図1）．

　これはアミロイド前駆体蛋白（amyloid precursor protein：APP）から Aβ が切り出され，それが重合してアミロイド線維を形成して SP となり，またその結果としてリン酸化タウが凝集して NFT が進むことで神経細胞の機

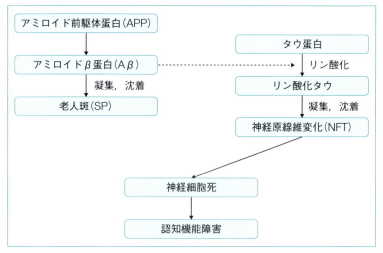

図1 アミロイド・カスケード仮説

能障害が発生し，神経細胞死に至るという過程がADの基本的成因であるという考え方で，現在多くの研究者に支持されている．このような病理学的な過程は認知症の顕在発症の数十年前からすでに始まっており，時間をかけて顕在発症に至ると考えられている．

さらに疫学研究において，AD発症の危険因子を探ろうという試みも多く行われている．現在までさまざまな因子についての検討がなされており，これらのなかで加齢と遺伝負因は危険因子として最も強力なものである．その他では，ダウン症候群であること，認知症（特にAD）の家族歴，頭部外傷の既往，女性であること，教育歴の低さ，糖尿病，血管障害，うつ病の既往などがADの危険因子として有力視されている．

臨床症状の種類と進行の様相

ADの臨床症状は大きく，認知機能の障害とBPSD，そしてそれ以外の症状に分けられる．発症および進行は血管性認知症とは異なり緩徐であり，周囲に異変が気づかれるのは症状がある程度進行してからのことが多い．その臨床経過は発症年齢によっても異なるが，まず前駆段階とされる

軽度認知障害（mild cognitive impairment：MCI）の段階を経て，顕在発症から10年ほどで初期から中期，後期へと進行する．一般的に初老期発症のADは進行が速く，認知機能の障害も多彩である．

認知機能障害

ADの症状の中心となるのが，記憶を中心とした認知機能の障害である．ADにおける神経細胞の変性は内嗅皮質や海馬などの側頭葉内側から始まり，進行とともに側頭・頭頂連合野に広がる．この経過に一致して，まず海馬や海馬傍回が重要な役割を果たす記憶，特にエピソード記憶や近時記憶の障害が出現し，続いて側頭・頭頂連合野の障害として視空間認知の障害，構成障害などが出現する．

記憶障害はADの必発症状かつ多くの場合の初発症状である．時間や場所の文脈を伴うエピソード記憶の障害が中心であり，新しい出来事のほうが障害を受けやすい．「同じことを何回も言ったり聞いたりする」，「置き忘れやしまい忘れが目立つ」といったことで顕在化し，進行につれて次第に重症化して数分前の出来事すら再認できなくなる．以前の記憶（遠隔記憶）や手続き記憶は比較的後期まで保たれる．

記憶障害に次いで，もしくは同時期から出現するのが，視空間認知の障害や構成障害であり，空間をみてどのような状態になっているかを三次元的に理解する能力が低下し，立方体の模写が困難になったり，道に迷いやすくなったりする．また同時期から時間の見当識も障害され，日時の把握が困難になる．その後に場所の見当識が障害される．人物に対する見当識は比較的進行するまで保たれる．

言語面の障害は喚語困難や語想起の障害で出現することが多い．語彙が少なくなり「あれ」，「これ」といった指示語が増加する．初期には発話や復唱，聴覚理解は良好であるが，次第に錯語（誤った言葉を用いる）や了解障害（言葉の意味が理解できない），文字理解の障害も出現し，後期になると反響言語（他者の話した言葉を繰り返し発音する）も出現する．さらに中期以降では，観念失行（物の名前はわかるのに実際の使用ができない）や，観念運動失行（口頭指示，模倣による習慣的な動作や簡単な動作ができなくなる），服が上手に着られなくなるといった着衣の障害が出現する．**表1**に

認知症（アルツハイマー病）の「脳」と「心」の基礎知識　**13**

表1 ADにおける認知機能障害の出現時期

症状	初期	中期	後期
記憶障害	エピソード記憶の障害	意味記憶の障害	手続き記憶の障害
見当識障害	時間の見当識障害	場所の見当識障害	人物の見当識障害
失語	喚語困難 語想起の障害	言語・文字理解の障害 錯語	反響言語 寡黙
失認・失行	視空間認知障害	観念失行 観念運動失行	

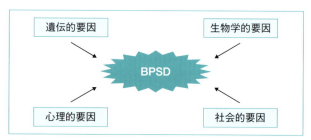

図2 BPSDのさまざまな要因

ADにおける主な認知機能障害の出現時期をまとめる．

　純粋なADでは，特に初期では主に皮質連合野が障害され，皮質下は基本的に障害をうけないため，血管性認知症やレビー小体型認知症(dementia with Lewy bodies：DLB)でみられるような思考の緩慢さはきたしにくい．

行動・心理症状（BPSD）

　ADでは前述のような認知機能障害に加え，不安，抑うつ，昼夜逆転，妄想，徘徊，せん妄などのBPSDが出現する．ただし，ここで注意しなければならないのが，一言でBPSDといっても，その原因は多様であるということである．現在ではBPSDが生じる要因として，認知症患者の遺伝的背景，脳内の神経病理学的背景や生化学的変化，そして心理的要因，社会的要因などが考えられている（図2）．もちろんこれらの要因が各々単独でBPSDを引き起こすわけではなく，さまざまな要因が重なりBPSDを生じ

るわけであるが，そのなかでも心理社会的要因，すなわち「心」の側面を忘れてはならない.

　心理社会的な要因に伴う心理的反応あるいは BPSD は病期によっても異なる. まず前駆段階の MCI の時期では，比較的病識が保たれ，「自分は認知症なのではないか」と自ら心配して外来を受診する例も多い. このような例では，患者が認知症に対する不安を強くもっているため，それに配慮した対応が必要である.

　記憶障害が進行し AD が顕在発症すると，患者は従来容易に行うことができていた家事や日課に困難が生じるようになり，また周囲にそれらを指摘されるようになる. それにより患者のアイデンティティや自尊心は大きく傷つき，損なわれる. その心理的反応により，抑うつ的になったり，意欲低下が出現したり，時に介護者に失敗を指摘されることに反発して易怒的になったりする. その一方で医療者の前では自らの症状を取り繕うような反応をみせる. 記憶障害などについて尋ねられると，「もの忘れは歳だから」，「疲れていたから」，「さっきまで覚えていたのだけれど」，「この歳になると，もう日付は関係ないから」など，ことさら自らの症状を取り繕うような発言をし，「取り繕い反応」とも呼ばれる. この他にも，診察場面での対人接触が保たれていること（人当たりがいい），そして診察場面で家族に同意を求めるような「振り返り徴候」なども含め，「アルツハイマーらしさ」と呼ばれるような全体的な行動の変容が出現する.

　ただし，これらの徴候をもって病識が欠如していると表現するのは拙速である. 自らの機能低下に対する不安や医療者への気遣いなど，すなわち「心」の側面による心理的反応の部分も大きいと考えられる. 患者のこのような心理的反応を理解し，共感することが患者の不安を和らげる. 一方で家族・介護者が失敗を指摘することによって本人がさらに頑なになり易怒的になる，といった不適切な対応を行わないように介護者に指導することも必要である.

　さらに中期以降になると，妄想や攻撃性，徘徊，昼夜逆転のような症状も出現する. 特に妄想では財布の場所がわからずに介護者が盗ったと訴えるような「物盗られ妄想」が多い. この物盗られ妄想は AD に出現する BPSD のなかでも頻度が高く，特に女性に多いと報告されている. 妄想の対象は

認知症（アルツハイマー病）の「脳」と「心」の基礎知識　**15**

最も身近な介護者に向くことが多く，それゆえ介護負担がとても大きい病態である．

　この物盗られ妄想に関しても，もの忘れとそれに伴う心理的反応の文脈で理解することができる．つまり実際に，記憶障害から自分で物を隠したり，置き忘れたりし，それにより介護者への依存を余儀なくされるが，そのことが本人にとって受け入れがたくなり，介護者に対して依存と反発という両方の感情を呈し，攻撃性を有するようになり，物盗られ妄想に発展するという解釈ができる．

　またこの時期にしばしば徘徊が認められ，主に視空間認知の障害と記憶障害に伴うものと考えられている．AD ではせん妄が併発することもあり，夕刻から夜間にかけて多動型のせん妄が出現しやすく，感情が不安定になる．

　このような BPSD の出現により介護負担が増加すると，向精神薬などの使用が検討され始める．家族介護者に連れられ医療機関を受診することも少なくない．そのような折，医療者はどうしても家族介護者の話に耳を傾けがちになる．しかし AD 患者はこの時期でも自尊心は保たれているため，医療者は患者本人にも十分に配慮しなければならない．特に情動を伴う記憶は AD であっても保たれやすく，「あの医者にはかかりたくない」と訴え受診の継続が困難になることもあるので注意が必要である．また前述の物盗られ妄想のように，一見理解が難しいような症状でも，その心理機制を把握することは可能であり，それを介護者に伝えることで介護負担も軽減できる．

その他の症状

　疾患が末期に至ると，錐体外路症状，ミオクローヌスが出現し，てんかん発作を認めることもある．食事や排泄などの日常生活動作(activities of daily living：ADL)には全介助が必要となり，活動性は低下し臥床しがちとなる．結果，次第に歩行も困難となり廃用性症候群が進行する．口唇傾向を認めることもあるが，活動性低下に伴い経口摂取も困難となるため胃瘻造設などの経腸栄養の処置が必要になることもある．

AD 診断のための基本

問診

　AD の診断において最も重視されるのは問診である．その際，患者の病期によっては，前述のような自らの症状を軽く見せようとする「取り繕い反応」も認められることがあるため，介護者からの情報の収集も必要である．そのなかで，緩徐進行性の経過と中核的な症状であるエピソード記憶の障害を聞き取っていく．認知機能検査はもちろん重要だが，日時や昨日の出来事など，記憶障害や見当識に関わる質問を診察中の日常会話に織り交ぜながら問診すると認知機能障害のアセスメントはより正確さを増す．認知機能検査では，外来で簡便にできる検査として MMSE や改訂長谷川式簡易知能評価スケール（HDS-R）などが一般的である．アセスメントの際には総得点だけをみるのではなく，どの評価項目が障害されているか（たとえば MMSE であれば，少し前の記憶内容を問う「遅延再生」の項目が鋭敏である）を把握することが求められる．

画像診断

　AD の診断において，画像診断の第一の目的は正常圧水頭症や慢性硬膜下血腫のような治療可能な認知症の除外，ならびに脳血管障害の評価であったが，近年では解析技術の向上などにより画像診断の占めるウエイトも大きくなっている．CT や MRI のような形態画像では海馬周囲を含めた側頭葉内側部の萎縮の評価が行われる．この海馬周囲の損傷が，AD に特徴的なエピソード記憶の障害と関連していると考えられるからである．さらに診断においては機能画像を併用することもある．欧米では脳の糖代謝を計測する FDG-PET が主流だが，本邦では脳血流 SPECT が広く臨床的に用いられている．脳血流 SPECT では後部帯状回・楔前部・頭頂側頭連合野の血流低下が認められる（図3）．

髄液検査

　また髄液検査による診断も試みられており，後で述べる NIA-AA の診断基準にも記載されている．AD では髄液中の総タウ・リン酸化タウの上昇

認知症（アルツハイマー病）の「脳」と「心」の基礎知識

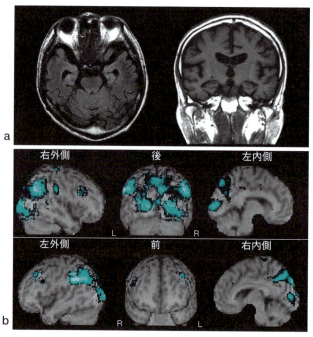

図3 AD患者の頭部MRI画像(a)と脳血流SPECT画像(b)

が認められる一方，Aβの低下が認められることが多い．しかしこれらバイオマーカーを用いた診断をする際には，このような検査が患者ないしは家族に負担を強いるという点にも留意しなければならない．金銭的あるいは時間的な負担のみならず，患者自身も診断される不安を抱きながら検査に臨むであろう．髄液検査は侵襲を伴う検査でもある．これらの検査を行う前に，本当にその検査が必要か，その検査によってどのように治療転帰が変化するか，といったことに配慮する必要がある．

診断基準

ADの診断基準としては1984年にMcKhannらにより報告された米国の公的機関NINCDS-ADRDAの診断基準が長期にわたって用いられてきたが，除外診断の側面が強く必ずしもADに特徴的な病態像を反映したものではないという批判もあった．そのため2011年に新たにNational Institute

表2 NIA-AA による AD の診断基準

1. **認知症の診断基準を満たし，かつ下記の特徴を有する**
   A. 緩徐に進行する
   B. 客観的な認知機能障害の病歴がある
   C. 以下のいずれかのカテゴリーに分類される
      a. 健忘型
      b. 非健忘型：失語，視空間認知障害，遂行機能障害
   D. 認知機能に影響を与える以下の所見がない
      a. 脳血管障害
      b. レビー小体型認知症
      c. 行動型前頭側頭型認知症
      d. 進行性失語症
      e. 認知機能に影響を与える他の疾患の合併や薬物使用歴

2. **以下の場合確実性が増す**
   a. 認知機能の低下が複数回の情報や検査で確認されている
   b. AD 関連遺伝子（*APP, PS1, PS2*）の変異を伴う

〔McKhann GM, et al : The diagnosis of dementia due to Alzheimer's disease: recommendations from the National Institute on Aging-Alzheimer's Association workgroups on diagnostic guidelines for Alzheimer's disease. Alzheimers Dement 7(3) : 263-269, 2011 より改変〕

on Aging Alzheimer's Association（NIA-AA）の診断基準が発表された（表2）[2]．この診断基準は頭部 MRI や PET，髄液検査といったバイオマーカーを踏まえたものになっており，AD の顕在発症前の preclinical AD や，前駆段階である MCI も連続性をもった病態として積極的に診断しようというという流れになっている．ただし現時点では MCI の段階に対して保険適応のある薬剤は存在せず，診断および告知はその意義を考えて行わなければならない．

まとめのひとこと

　AD の生物学的な病態，臨床症状として認知機能障害と BPSD，そしてその診断について概説した．AD は神経変性疾患であるが，だからこそその大脳の変性部位に基づく症候学を理解すること，そして心理的反応の側面を把握することの重要性を最後に強調したい．

文献

1) Scheltens P, et al : Alzheimer's disease. Lancet 388(10043) : 505-517, 2016
 ＜アルツハイマー病の病態に関する 2017 年現在での最も新しい総説＞
2) McKhann GM, et al : The diagnosis of dementia due to Alzheimer's disease: recommendations from the National Institute on Aging-Alzheimer's Association workgroups on diagnostic guidelines for Alzheimer's disease. Alzheimers Dement 7 (3) : 263-269, 2011.
 ＜2011 年に発表されたアルツハイマー病の最新の診断基準＞

（互　健二, 品川俊一郎）

診断の流れ：
問診から他疾患との鑑別まで

> **ポイント**

> ・認知症の診断のためには問診が最も重要である．神経心理検査だけで
> 判断せず，生活障害についても十分に把握する．画像検査も重要であ
> るが，画像検査だけで診断を決めつけない
> ・「認知症と間違えられやすい状態」と「治る認知症」の鑑別をまず行う
> ・診察の際には，本人の心情に十分に配慮する．また，診断と同時に診
> 断後の支援を開始する

診断を絞り込むまでの流れ

　認知症の診断の流れは 図1 のようになる．

　実際の診察のなかでは，

①認知機能低下があるか

②認知機能低下がある場合，認知症と間違えられやすい状態が隠れていな
いか

③身体疾患などによる認知症やいわゆる「治る認知症」でないか（➡ p22）

④ AD などの変性疾患による認知症や血管性認知症か

という順で考える．AD は，他の認知症の原因となる疾患の鑑別をして，ど
の疾患でもない場合にやっとつけることができる除外診断であることを覚

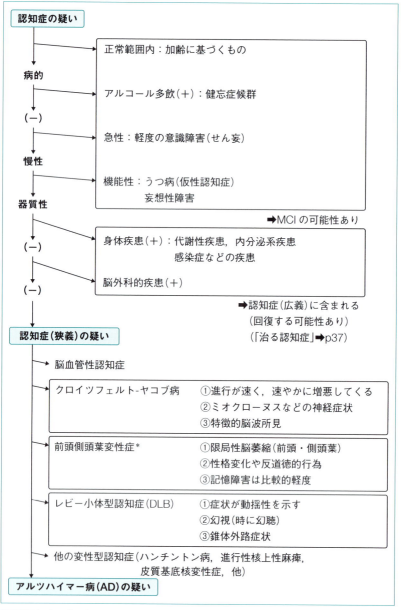

図1 認知症の鑑別
*前頭側頭葉変性症は，臨床では一般的に前頭側頭型認知症と呼ばれる．
〔新井平伊：認知症の診断．日本認知症学会（編）：認知症テキストブック．pp159-160，中外医学社，2008 より改変〕

えておきたい．

①認知機能の低下があるか

認知機能とは人の知的機能を総称した概念である．国際的に用いられている精神科診断基準であるDSM-5（米国精神医学会編）において，認知症は「複雑性注意」，「実行機能」，「学習と記憶」，「言語」，「知覚-運動」，「社会認知」のうち1つ以上の認知領域が低下しているのが必須条件である．これらの認知機能の低下を正確にすべて検査するには相当な労力を要し，日常臨床では現実的ではない．認知機能のスクリーニング検査としてはHDS-RやMMSEが有名である．これらの神経心理検査を診察の冒頭で行うか，一通りの診察を行ってからにするかは本人の受診動機によって変わってくる．受診者の緊張をほぐして，ある程度関係ができてから行ったほうが，実力を発揮しやすい．

HDS-R, MMSEはどちらも認知症のカットオフポイントが示されているが，点数はあくまでも参考値であり，点数で認知症かどうかを決めてはいけない．点数が良好でも時間見当識や3単語の遅延再生の項目で失点している場合はADの可能性を疑う．

認知機能の低下は，神経心理検査をしなくても，生活上の問題をみることで判断は可能である．また，認知症は「以前の活動レベルと比べ認知機能が低下し，日常生活における自立性を障害している状態」（DSM-5）と定義される．本来より知的機能が低下しているか，生活にどのような障害を呈しているかを，本人の普段の様子を知る人から十分な問診をすることが大切である．認知症で低下しやすい認知機能や生活上の問題を本人や家族からのインタビューでチェックして診断に結び付けるツールとして，DASC-21（Dementia Assessment Sheet in Community-based Integrated Care System-21 items：地域包括ケアシステムにおける認知症アセスメントシート）がある（➡ p27）．認知機能と生活障害の程度の把握は，認知症の方の支援計画のもとになるので，診断のためだけでなく，しっかりと行うべきである．

診断の流れ：問診から他疾患との鑑別まで

表1 うつ病と AD の臨床的特徴

	うつ病	AD
発　症	週か月単位，何らかの契機	緩徐
もの忘れの訴え方	強調する	自覚がない，自覚があっても生活に支障ない
答え方	否定的答え（わからない）	つじつまをあわせる
思考内容	自責的，自罰的	他罰的
失見当	軽いわりに ADL の障害が強い	ADL の障害と一致
記憶障害	軽いわりに ADL の障害が強い 最近の記憶と昔の記憶に差がない	ADL の障害と一致 最近の記憶が主体
日内変動	あり	乏しい

うつ状態で初期の AD では自らの認知機能低下を自覚している例は少なくないし，DLB ではうつ状態を呈することが多いので，うつ状態の特徴を示したから認知症ではないとはいえない．うつ病で認知障害をきたした例では 3 年間で 50％が認知症を発症するという報告もある[1]．

〔平成 27 年度厚生労働省老人保健事業推進費等補助金（老人保健健康増進等事業分）歯科医師，薬剤師，看護師および急性期病棟従事者等への認知症対応力向上研修教材開発に関する研究事業既存研修分科会（編）：かかりつけ医認知症対応力向上研修テキスト．2016 より改変〕

②認知症と間違えられやすい状態が隠れていないか

認知機能が低下しているからといって認知症であるわけではない．たとえば，精神的不調で認知機能が低下することがあるし，意識が清明でなければ認知機能は低下して見える．うつ状態，せん妄状態は認知症と間違えられやすい．また，どちらも認知症と合併することもある．それぞれの AD との鑑別のポイントを **表1, 2** に示す〔次項（➡ p41）も参照〕．

③身体疾患による認知症か

認知症の鑑別診断において，いわゆる「治る認知症」を見落とさないことは非常に重要である．ビタミン欠乏，甲状腺機能低下などのホルモン異常，電解質異常の鑑別には血液検査が必須である．また，正常圧水頭症や慢性

表2 せん妄と AD の臨床的特徴

	せん妄	AD
発　症	急激	緩徐
日内変動	夜間や夕刻に悪化	変化に乏しい
初発症状	錯覚，幻覚，妄想，興奮	記憶力低下
持　続	数時間〜1週間	永続的
知的能力	動揺性	変化あり
身体疾患	あることが多い	時にあり
環境の関与	関与することが多い	関与はない

認知症患者はせん妄状態を呈しやすい．DLB では急性発症のようにみえる例もあるし，認知機能の変動を呈することがある．
〔平成 27 年度厚生労働省老人保健事業推進費等補助金(老人保健健康増進等事業分)歯科医師，薬剤師，看護師および急性期病棟従事者等への認知症対応力向上研修教材開発に関する研究事業既存研修分科会(編)：かかりつけ医認知症対応力向上研修テキスト．2016 より改変〕

硬膜下血腫，急性の脳血管障害などがないか，頭部画像検査(MRI が施行困難であれば CT で可)は必須である．特に認知機能低下が急性〜亜急性に出現している場合は画像検査を急ぐ．詳細は次項(➡ p37)を参照されたい．

④変性疾患による認知症や血管性認知症か

①〜③の鑑別を行ったうえで，変性疾患による認知症や血管性認知症など，狭義の認知症の鑑別を行う．ここでは経過や症状についての問診と，神経学的所見(特にパーキンソニズムの有無)が重要となる．いつからどのような症状があるかが鑑別診断には重要であるが，診断後の支援のためには生活障害や BPSD について，本人，家族の困りごとをよく聴取する．

実際の診断の場面ではこれらを並行して行っていくことになる．

問診の大切さ

前述したように，認知症の診断に際して，神経心理検査，画像検査，基本

的な血液検査は必須だが，問診による経過および現在の状況の把握が非常に大きなウエイトを占める．

　先述のとおり，認知症は AD などの疾患で認知機能が低下し，「生活に障害を生じた状態」と定義されている（DSM-5 の診断基準）．生活にどのような障害が出ているかを把握せずに診断することはできないし，生活障害から認知機能障害の種類や程度を類推することが鑑別診断の助けになる．何より生活上の問題を把握せずに患者さんの今をどうサポートしていけばよいかを考えることはできない．

　生活障害について問診する際，ADL と手段的 ADL（instrumental ADL：IADL）の両方について情報を集める．ADL は普段の生活で行っている基本的な行動を指し，食事・更衣・移動・階段昇降・排泄・整容・入浴など，生活を営むうえで不可欠な基本的行動のことである．一方 IADL は，ADL より高次な日常生活に必要な動作を指す．具体的には，電話をする能力，買い物，食事の準備，家事，洗濯，公共交通機関の利用，服薬管理，金銭管理，趣味活動などである．認知症では IADL がまず，障害される．

　問診に際して，DASC-21（図2）を用いるのも 1 つの方法であろう．これは，認知症で現れやすい認知機能障害と生活障害を 4 分法でチェックし，その合計点で認知症の可能性の目安がつくものである．21 の質問のなかに，記憶障害や見当識障害といった認知機能障害のほかに，IADL（質問 10〜15），ADL（質問 16〜21）が含まれていて，認知症の人の問診を行う際に最低限押さえておくべき項目が不足なく挙げられている．DASC-21 では認知症のカットオフポイントが設定されており，地域のケアワーカーでも適切に使用すれば認知症のスクリーニングをすることが可能である．また，DASC-21 は CDR（Clinical Dementia Rating）とも対応しており，認知症の重症度の把握にも有用である．適切に用いることで，患者の生活上の問題点を確認し，サポート計画の作成に役立てることができる．実際の施行の際は，DASC-21 の内容を 1 つひとつ順に質問するのではなく，問診のなかで自然に評価できるようになるとよい．

図2 DASC-21 シート

記入日　年　月　日

ご本人の氏名：　　　　　　　　　生年月日：　年　月　日（　歳）　　　　　　男・女　独居・同居：（　　）

本人以外の情報提供者氏名：　　　　（本人との続柄：　　　）　記入者氏名：　　　（所属・職種：　　　）　備考欄

	質問	1点	2点	3点	4点	評価項目		備考欄
A	ものわすれが多いと感じますか	1. 感じない	2. 少し感じる	3. 感じる	4. とても感じる	導入の質問（採点せず）		
B	1年前と比べて、もの忘れが増えたと感じますか	1. 感じない	2. 少し感じる	3. 感じる	4. とても感じる	導入の質問（採点せず）		
1	財布や鍵など、物を置いた場所がわからなくなることがありますか	1. まったくない	2. ときどきある	3. 頻繁にある	4. いつもそうだ	記憶	近時記憶	
2	5分前に聞いた話を思い出せないことがありますか	1. まったくない	2. ときどきある	3. 頻繁にある	4. いつもそうだ		近時記憶	
3	自分の生年月日がわからなくなることがありますか	1. まったくない	2. ときどきある	3. 頻繁にある	4. いつもそうだ		遠隔記憶	
4	今日が何月何日かわからないときがありますか	1. まったくない	2. ときどきある	3. 頻繁にある	4. いつもそうだ	見当識	時間	
5	自分のいる場所がどこだかわからなくなることはありますか	1. まったくない	2. ときどきある	3. 頻繁にある	4. いつもそうだ		場所	
6	道迷って家に帰ってこられなくなることはありますか	1. まったくない	2. ときどきある	3. 頻繁にある	4. いつもそうだ		道順	
7	電気やガスや水道が止まってしまったときに、自分で適切に対処できますか	1. 問題なくできる	2. だいたいできる	3. あまりできない	4. まったくできない	問題解決判断力	問題解決	
8	一日の計画を自分で立てることができますか	1. 問題なくできる	2. だいたいできる	3. あまりできない	4. まったくできない		社会的判断力	
9	季節や状況に合った服を自分で選ぶことができますか	1. 問題なくできる	2. だいたいできる	3. あまりできない	4. まったくできない		社会的判断力	
10	一人で買い物はできますか	1. 問題なくできる	2. だいたいできる	3. あまりできない	4. まったくできない	家庭外のIADL	買い物	
11	バスや電車、自家用車などを使って一人で外出できますか	1. 問題なくできる	2. だいたいできる	3. あまりできない	4. まったくできない		交通機関	
12	貯金の出し入れや、家賃や公共料金の支払いは一人でできますか	1. 問題なくできる	2. だいたいできる	3. あまりできない	4. まったくできない		金銭管理	
13	電話をかけることができますか	1. 問題なくできる	2. だいたいできる	3. あまりできない	4. まったくできない	家庭内のIADL	電話	
14	自分で食事の準備はできますか	1. 問題なくできる	2. だいたいできる	3. あまりできない	4. まったくできない		食事の準備	
15	自分で、決まった時間に決まった分量の薬を飲むことはできますか	1. 問題なくできる	2. だいたいできる	3. あまりできない	4. まったくできない		服薬管理	
16	入浴は一人でできますか	1. 問題なくできる	2. 見守りや声がけを要する	3. 一部介助を要する	4. 全介助を要する	身体的ADL①	入浴	
17	着替えは一人でできますか	1. 問題なくできる	2. 見守りや声がけを要する	3. 一部介助を要する	4. 全介助を要する		着替え	
18	トイレは一人でできますか	1. 問題なくできる	2. 見守りや声がけを要する	3. 一部介助を要する	4. 全介助を要する		排泄	
19	身だしなみを整えることは一人でできますか	1. 問題なくできる	2. 見守りや声がけを要する	3. 一部介助を要する	4. 全介助を要する	身体的ADL②	整容	
20	食事は一人でできますか	1. 問題なくできる	2. 見守りや声がけを要する	3. 一部介助を要する	4. 全介助を要する		食事	
21	家のなかの移動は一人でできますか	1. 問題なくできる	2. 見守りや声がけを要する	3. 一部介助を要する	4. 全介助を要する		移動	

DASC-21：（1~21項目までの合計点　　点／84点

©粟田主一　東京都健康長寿医療センター研究所

本人や家族による自己評価は参考値とし、実際の評価は必ず、研修を修了した専門職が行う。対象者が一人暮らしで関係者に質問できない場合には、本人の様子を通して質問し、本人の判断で評価する。詳細はウェブサイト（http://dasc.jp/）を参照されたい。

診察の際に注意すること

　診察では，本人の来院を温かく受け入れ，本人が受診についてどのようにとらえているか，まず，本人から話を聞く．家族からの情報収集はできれば本人と別に行うほうがよい．これは，本人が家族のネガティブな評価に傷つかないようにするためである．家族のいう「もの忘れ」は近時記憶障害以外に種々の症状を表現していることが多いので，具体的にどのような症状があるかを確認する．患者のできないことばかりでなく，できることについても聞くことも心がけたい．

実際の診察の流れ

　まずは，「今日はよくいらっしゃいました」と，患者を歓迎する．非自発的な受診では本人は拒否的なときもある．医療機関に受診したことがネガティブな思い出にならないような配慮が情報を集めるよりも大切である．

　その後，「今日はどういったことでいらしたのですか」，「なにかお困りのことや心配なことはありますか」などの質問をする．本人が間違ったことを言うと過剰反応する家族もいるが，そっと制して本人のよいように答えてもらう．家族には「ご家族から別にお話を伺います」と予告しておいたほうがよい．

　それでも，家族が本人の発言に異を唱えた場合は，「ご家族はこうおっしゃっていますが，あなたはどう思いますか」と，本人の意見も聞くようにする．

　認知機能の確認のためには，年齢や，どのような手段で来院したか，最近の印象的な出来事などの質問を行う．こういった質問は負荷が少ない．患者の話に興味をもっているという態度も大切である．

　本人と話した後，家族のみから，以前とどう違うか，いつ頃からどのような変化があるか，生活上の問題は何か，などを聞きとる．服薬管理や食事摂取の状況などは必ず確認したい．先述のように DASC-21 の項目を中心に質問してもよかろう．

　家族のみから話を聞いた後は，本人のみから話を聞く機会も設けられるとよい．家族の前では話さなかった認知機能低下への不安が語られることがある．

代表的な認知症について例を挙げて説明する.

Case 1-①

AD の 78 歳女性（A さん）

経過　長男と二世帯同居, 夫と 4 年前に死別してからは独居同然である. 3 年ほど前からもの忘れがあったが, 家事はできているし, 家族は年なりと考え気にしていなかった. 琴の教室に月に 2 回通っていたが,「約束と違う日に来ることが続く. 少し認知症が始まっているのではないか」と琴の教師から長男に連絡があり, 驚いてもの忘れ外来を予約した. 受診当日, 保険証が見つからずあちこち探している最中に, 食器棚の引き出しから高血圧の薬が 100 錠以上出てきたという.

本人の訴え　「もの忘れはあるけど, 特に困ることはありません. なんでも自分でやってますよ」

長男の訴え　「今から振り返ると, 以前よりおしゃれをしなくなったり, 外出の頻度が減っているかもしれない. 部屋も以前より乱雑になっている. 琴の教師から連絡が来るまで年なりと思っていた」

現症　礼節の保たれた上品そうな高齢女性. もの忘れはあるというが, あまり自覚はないようである. 質問に答える際に家族のほうを振り向くことが多い. 診察場面で既知感なく何度も同じ話をする. HDS-R 19/30 点, MMSE 22/30 点, 時間の見当識障害と近時記憶障害が目立つ. 幻視なし. REM 睡眠行動障害（rapid eye movement sleep behavior disorder：RBD）や自律神経症状なし. 明らかな錐体外路症状を認めず.

画像検査所見　頭部 CT では側脳室下角の拡大が目立ち辺縁系の萎縮が疑われた.

AD 診断のポイント①

　意欲低下, 近時記憶障害, 時間の見当識障害を初期症状とし, 家族も気づかぬうちに緩徐に進行している（**図3**）. このようなケースではいつからどのような症状があるかははっきりしないことが多い. 自宅生活を問題なく

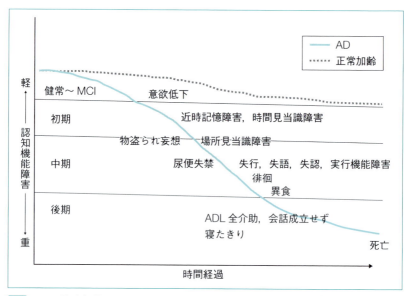

図3 ADの臨床経過

行っている場合，家族が認知症症状に気付かぬことは多い．①～③の除外診断ができ，画像検査でADに矛盾しない結果であれば診断可能である．ADの典型的な経過を十分に理解していると，それと合致するかどうかという観点で非ADを疑うことができる．

Case 1-②

若年性ADの51歳女性（Bさん）

経過 46歳頃から家族に忘れっぽさを指摘されるようになった．48歳頃から曜日をよく尋ねるようになった．仕事が忙しいとの理由で娘が料理をするようになった．51歳になって，重複買いや洗濯物の仕分けができない，仕事先に忘れ物をする，ファスナーをとめるのが苦手になる，道に迷う，などの変化があり家族がもの忘れ外来を予約して受診した．

現症 HDS-R 15/30点，MMSE 15/30点，時間の見当識障害，近時記憶障害，構成障害が目立った．幻視なし．明らかな錐体外路症状は

認めず. RBD や自律神経障害を疑うエピソードなし. 症状から AD を疑った.

画像検査所見　頭部 MRI では海馬, 海馬傍回, 扁桃体の萎縮は目立たず VSRAD* Z スコア 0.94 と低値であった. しかし, 左右頭頂葉や楔前部, 後部帯状回に萎縮を認めた. 脳血流 SPECT では両側頭頂葉, 後部帯状回に血流低下を認めた.

AD 診断のポイント②

　VSRAD 解析は AD の診断の絶対的ツールではない. 本症例のように若年性 AD では辺縁系の萎縮が目立たない例もある. また, VSRAD 解析の Z スコアが高値でも AD 以外の疾患の場合もある. 脳血流 SPECT も同様である. 画像所見はもちろん診断のために大切であるが, 絶対視してはいけない.

Case 2

DLB の 80 歳女性（C さん）

経過　10 年前から寝言が大きくなった. 6 年前から心配性になってうつうつとし, 精神科を受診し「うつ病」と言われ抗うつ薬を中心とする治療を受けたがあまり状態は変わらなかった. 数年前から, 亡くなった夫がいると言い, 夫の分の食事を用意することがあった. 最近, 歩行が遅くなってきた. もの忘れが多少ある. 介護保険申請にあたり地域包括支援センターの勧めでもの忘れ外来を受診した.

本人の訴え　「不思議だけど夫がいるのでご飯を用意するんですよ」

娘の訴え　「死んだ父がいるというので気持ち悪い. もの忘れはあるが, しっかりしているときはしっかりしている」

現症　ややぼーっとした印象の高齢女性. 現在抑うつ気分は否定する. 幻視に対する多少の自省はあるが病識は不十分. HDS-R 22/30 点, MMSE 19/30 点. 注意が悪い. MMSE の検査項目の 1 つにある二重五角形（五角形 2 つを重ねて書く課題）の模写不良. 両上肢に軽度の

---

* VSRAD（voxel-based specific regional analysis system for Alzheimer's disease）：早期 AD 診断支援のための MRI 画像解析ソフト. Z スコアが 2.0 を超えると 9 割以上の確率で AD の疑いがあるとされ, 現在多用されている.

安静時振戦あり，両上肢軽度筋固縮あり，歩行はやや遅くすり足，後方突進(+).

画像検査所見 頭部 CT では軽度の側脳室下角の拡大あり．

DLB 診断のポイント

DLB では幻視，認知機能の変動，RBD，パーキンソニズムの 4 つが診断に重要な中核的症状だが，それらに先行して，嗅覚低下，便秘・起立性低血圧等の自律神経症状，抑うつなどが出現することが多く，中核的症状がなくてもこれらのいずれかがあれば DLB の可能性があることを念頭に置いた診療が求められる（**表3**）．その他，抗精神病薬への過敏性や失神の既往も DLB を疑う根拠となる．RBD は DLB の先行症状として重要であるので聞き忘れてはならない．

神経内科専門医でないと非常に軽度のパーキンソニズムの評価は難しいが，眼底筋反射の亢進（マイヤーソン徴候），安静時振戦，筋固縮，姿勢反射障害，歩行状態は最低でもみておきたい．ただし，パーキンソニズムあり＝DLB ではなく，大脳皮質基底核変性症や進行性核上麻痺などその他のパーキンソニズムを起こす疾患の可能性もある．

可能であれば頭部 MRI や脳血流 SPECT に加え，ドパミントランスポーター SPECT や MIBG 心筋シンチグラフィの施行が診断のための精査として有用であるが，全症例に行うことは現実的でない．臨床診断に疑義が生じた際に行うのが現実的だろう．なお，起立性低血圧は自覚症状がない場合もあるので臥位と立位の血圧差はチェックしておきたい．

表3 DLB を疑う 4 つの質問

- ・はっきりしているときとボーッとしているときがある
- ・実際にそこにない物が見えたり，いない人が見えることがある
- ・体を動かしにくい，手足が震える，歩きづらいといった症状がある
- ・睡眠時に大きな声の寝言や異常な行動がある

（小阪憲司氏の資料を元に作成）

Case 3

血管性認知症の 71 歳男性（D さん）

経過　67 歳時，脳梗塞で右上肢麻痺を生じたが，後遺症なく改善した．しかし，趣味活動などあまりしなくなった．70 歳時，脳梗塞が再発し，右不全片麻痺，失語を後遺した．言葉が出にくく，ちょっとしたことで怒って怒鳴り散らしたり，妻に暴力をふるうため精神科の外来を受診した．高血圧と糖尿病がある．

本人の訴え　「自分はどこも悪くない」

妻の訴え　「もともと短気だがすぐ"切れる"ようになった．どこも出かけずテレビを見て過ごしているので注意するとすぐ怒る．いつもはこんなじゃないんです．先生の前だときちんとしてますが」

現症　右片麻痺を認める高齢男性，医療者には愛想がよいが，妻が本人の易怒性や暴力について話すと，診察中にもかかわらず，妻を大声で怒鳴りつける．HDS-R 15/30 点，MMSE 15/30 点，近時記憶障害は目立たず，注意が悪い．語流暢性低下あり．

画像検査所見　頭部 CT では左側頭葉〜頭頂葉に陳旧性脳梗塞を認めた．皮質下白質の血管性変化が目立つ．

血管性認知症診断のポイント

　Case3 では側頭葉病変も脱抑制に関与していると推察されるが，血管性認知症では脳血管障害による巣症状以外に，前頭葉機能低下をきたす例が多い．本症例のように脳血管障害の既往とそれに続く認知機能の低下が明らかであれば血管性認知症の診断は容易である．

　しかし，画像検査で脳血管障害を認めても，その脳血管障害によって認知機能低下を説明できないときは，変性疾患の可能性を考えるべきである．AD や DLB の患者も脳血管障害を合併していることは少なくない．多発小梗塞や高度な白質病変による血管性認知症では，AD と似た経過をとる場合や，もの忘れが目立たず，意欲低下，感情失禁，緩慢さが緩徐に出現する例もある．血管性認知症ではリスクファクターの管理が重要である．

　認知症高齢者ではしばらく健康診断を受けていない患者も多いので，バ

イタルのチェックは大前提として，脂質異常症や糖尿病など脳血管障害の
リスクファクターに関する検査も必要に応じ行う．

Case 4

行動障害型前頭側頭型認知症の（bv FTD）53 歳男性（E さん）

経過　もともと明るく社交的だがやや短気なところあり．51 歳時職場
で部署異動後出社しなくなった．うつ病の診断で抗うつ薬が投与され
たが状態は改善せず，自室にこもり無為に過ごした．半年後に職場に
復帰したが，作業能力が著しく低下しており，はがきの仕分けなどの
単純作業しかできなかった．そのことについて本人に悩んだ様子はな
く，淡々と決まった時間に出社・帰宅を繰り返し，休日は自室で終日臥
床していた．徐々に仕事中頻繁に席を立ったり，逆にじっと座ったま
まになったりで単純作業すらできなくなった．また，コンビニで弁当を
買ってレジ前ですぐ食べる，極端に言葉数が少なくなり会話が一言で
終わる，きれい好きだったが身なりにかまわなくなる，などの変化が
出現した．

　55 歳時職場から休職を命じられた．認知症の疑いで当院物忘れ外
来を初診した．

家族の訴え　「うつと言われていたがすっかり人が変わってしまって
とまどっている」

現症　身なりが整わずだらしない印象の初老期男性．診察中急に立ち
上がって出ていこうとする．抑うつ気分は認めず．質問への答えは面
倒くさそうに「はいはい」と答えるのみ．カルテを急にのぞき込んだ
り，机の上のものを触ったりする．HDS-R 5/30 点，検査への意欲がほ
とんどない．把握反射＋．

画像検査所見　頭部 CT では前頭葉，側頭葉にやや左優位に萎縮が目
立つ．

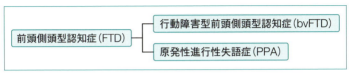

図4 FTDの臨床類型

前頭側頭型認知症（FTD）診断のポイント

前頭側頭型認知症（FTD）の臨床類型は図4のように，おもに行動障害型FTD（behavioral variant FTD：bvFTD），原発性進行性失語症（primary progressive aphasia：PPA）の2つに分類される．Case4 は行動障害型である．

FTDの症状は前頭葉機能低下による，脱抑制（行動の抑えがきかない）や意欲低下，常同行動（同じことをくり返す），食行動の異常と側頭葉の障害による言語の問題に大別される．前頭葉機能低下を疑う症状は，診察室では立ち去り行動や遠慮を欠いた場にそぐわない行動，生活の場では万引きなどの反社会的行為や身なりなどへの構わなさ，顕著な意欲低下，時刻表的生活などである．失語については，理解力低下，喚語困難（言葉の出にくさ），言葉のたどたどしさ，錯語（言いまちがい），熟字訓困難（七夕・海老など当て字の熟語が読めない），などで判断する．FTDを疑った際に熟字訓の課題を行うことは有意義である．

画像検査では前頭葉や側頭葉の萎縮，血流低下がみられる．

なお，前頭葉機能低下症状があるからといってFTDとは限らず，その他のタイプの認知症でも経過中に前頭葉機能低下症状が出現しうる．FTDは2016年から難病に指定されており（指定難病名としては前頭側頭葉変性症：FTLD），適切に診断することはその後のサポートにも重要である．

 まとめのひとこと

4大認知症について問診のポイントを中心に説明した．認知症の原疾患は複数疾患が合併している場合も珍しくないし，典型例ばかりではなく，詳細な画像検査を行っても診断に悩むケースは少なくない．もっとも疑わしい疾患を念頭におきながら，患者および家族の困っていることをどう解決していくかを考えていくのが実際的である．

1) Reding M, et al : Depression in patients referred to a dementia clinic. A three-year prospective study. Arch Neurol 42(9) : 894-896, 1985.

(古田　光)

「治る認知症」と
その除外のための検査

ポイント

- ・「治る認知症」をきたす疾患は多様だが，早期発見・治療で治癒も見込めるため，鑑別できることは非常に重要
- ・鑑別にあたり，最も重視すべきなのは病歴の聴取．薬剤歴の聴取も有用
- ・加齢に伴ううつ状態・せん妄も見かけ上の認知機能障害を呈しうるため，除外する必要がある

　近年プライマリ・ケアの現場においても，もの忘れを主訴に受診する患者が多くみられるようになった．「認知症」という用語は状態像を指す用語であり，認知症はさまざまな原因疾患で生じる．その大多数を占めるのは，AD を中心とする神経変性に伴う認知症や血管性認知症であるが，それ以外に決して見逃してはならない「治る認知症」が存在する．これらの「治る認知症」は，treatable dementia ないし reversible dementia とも称され，AD などの変性疾患に類似した認知機能障害を呈することもある[1]．「治る認知症」をきたす疾患は 表1 に示されるように，多様である．

　これらの疾患は，早期発見・早期治療により，治癒も見込めるため，認知機能障害を認めた時点で，これらの疾患群を鑑別することが必要である．本項では，認知症と鑑別すべき状態，そして「治る認知症」について，その代表的な疾患や診断のポイントを概説する．

表1 さまざまな「治る認知症」

頭蓋内疾患	正常圧水頭症・慢性硬膜下血腫・脳腫瘍・てんかんなど
身体症状に起因するもの	呼吸不全・不整脈・貧血・尿毒症・肝不全・電解質異常など
欠乏状態に起因するもの	ビタミン B_1 欠乏症・ビタミン B_{12} 欠乏症・葉酸欠乏症・ニコチン酸欠乏症・低血糖など
内分泌疾患	甲状腺機能低下症・副甲状腺機能異常・副腎機能異常など
炎症性・自己免疫性疾患	多発性硬化症・神経ベーチェット病・中枢神経ループスなど
中枢神経系感染症	神経梅毒・HIV脳症・脳炎・髄膜炎など
薬物あるいはアルコール	向精神薬・抗パーキンソン病薬・抗てんかん薬・抗ヒスタミン薬・H_2ブロッカーなどの投与，アルコールなどの飲酒歴
金属・化学物質による中毒	金属（鉛・水銀・アルミニウムなど）および化学物質（有機溶剤など）への曝露

診断の流れについては前項**図1**（➡ p22）を参照.

> ### Case
>
> ## AD加療中，急にふらつくようになった初診時75歳男性
>
> **主訴** もの忘れで加療されていたが，急激にふらつきを呈するようになった.
>
> **既往歴** 特記すべき事項なし.
>
> **生活歴および現病歴** X年1月頃より，同じことを何度も聞く，物を置いた場所を忘れるといった症状が出現. もの忘れを家族に指摘され，X年2月に近医受診し，HDS-R 23/30点と低下を認めたため，ADの診断にて抗認知症薬の投与を受けていた. 家族によると症状は「はっきりしているときもあれば，そうでないときもある」とのことであった. X年6月頃より，急に道を歩いていてふらつきを呈するようになった. また，同時期より日付の感覚があいまいになる，道に迷うといった見当識障害が出現したため，妻の同伴で受診となった.

初診時現症 礼節・整容は保たれているが，時間見当識および記銘力の低下を認める．本人からは「少しぼーっとする」といった訴えがあった．家族からの聴取では，活動性も低下し，昼夜逆転することも多くなったとのことである．

神経心理検査所見 HDS-R 15/30 点（時間見当識－3，計算－2，逆唱－2，遅延再生－4，語想起－4）

身体所見 手首固化徴候や筋硬直，手指振戦などの錐体外路症状は認めなかった．歩行に関しては，筋力は保たれているが，足の挙上が不良で歩幅も小さい．方向転換も不安定であった．

頻度の高い「治る認知症」をきたす疾患

正常圧水頭症（normal pressure hydrocephalus：NPH）

　日常診療場面においてよく目にする疾患であり，髄液の吸収・排出障害に起因する脳実質の障害である．**認知機能障害に加え，歩行障害，尿失禁の三主徴**を呈する．正常圧水頭症における歩行障害は，一般的に失行性歩行ないし失調性歩行と表現され，歩行はゆっくりとなり，不安定となる．頭部の画像では，脳室の過剰な膨満を示す所見（脳室拡大およびシルビウス裂の開大，高位円蓋部の脳溝とくも膜下腔の狭小化）が観察される．病歴と身体所見を評価し，画像所見と照らし合わせる必要がある．

慢性硬膜下血腫

　血腫が脳局所を圧迫することで片麻痺や失語など神経所見が生じる．血腫の部位・大きさによって，臨床症状はさまざまである．頭部外傷の既往を聴取することが必要であるが，アルコール多飲歴のある患者などでは病歴から明らかにならないことも多く，**画像（CT または MRI）での判断が必要になる．**

甲状腺機能障害

　甲状腺機能障害のなかでも，甲状腺機能低下による意欲低下や認知機能

障害はよく知られている．主要な身体的症候や所見は，発汗減少，乾燥，易疲労感，寒がり，便秘，浮腫，徐脈であるが，老年期ではこのような特徴的な所見がそろわないこともしばしばであり，**血液学的検査所見による甲状腺ホルモンのスクリーニングが推奨される**．

ビタミンB群欠乏

ビタミン B_1 の欠乏は，脳症・眼球運動障害・歩行失調を三徴とするウェルニッケ脳症の原因となる．アルコール乱用者における食事摂取不良や吸収不良が原因となるため，**アルコール摂取の既往を聴取するべきである**．ビタミン B_{12} 欠乏も，認知機能障害を含む精神症状を呈することでよく知られている．ビタミン B_{12} 欠乏の最も多い原因は，胃の内因子により吸収が障害されることであり，胃切除の既往がある場合は，本症を念頭におく必要がある．

薬物による認知機能障害

認知機能障害をきたす薬剤は多岐にわたる．ベンゾジアゼピン系の抗不安薬を含む向精神薬はもちろんのこと，ファモチジン（ガスター®）などの H_2 ブロッカー，リドカイン塩酸塩（リドカイン）などの抗不整脈薬，プロピベリン塩酸塩（バップフォー®）・トリヘキシフェニジル（アーテン®）などの抗コリン薬などさまざまな薬剤による認知機能障害が報告されている．**薬剤性の認知機能障害では，被疑薬を中止することにより改善されることが多いため，薬剤歴の聴取が重要である**．

「治る認知症」を見逃さないための病歴の聴取

一般的に，認知機能低下を主訴として来院し，**①65歳以下の発症，②急速な認知機能障害の進行，③神経学的異常所見**を認めた場合，「治る認知症」の鑑別を念頭におくべきであるとされている[2]．しかし，これらの評価のみでの判断が「治る認知症」をすべて否定しきれるわけではない．「治る認知症」を鑑別する際の，最も重要な評価は病歴の聴取である．

病歴は患者本人からの聴取は当然のこと，配偶者を含む同居家族，介護

者などからも，本人の了承を得たうえで聴取する．聴取のポイントとしては，発症前の生活状況，発症時の周囲の環境変化の有無，発症から現在までの進行の度合い（進行は緩徐か，急激か，断続的か，もしくは変動するか），といった項目がある．聴取のなかで，生活リズムが変わり昼夜逆転を呈していたり，一日のなかでの認知機能の変動を認めたり，週もしくは月単位での急激な認知機能の低下を認めた場合は，「治る認知症」の原因となりうる因子の存在を考慮する必要がある．

　また同時に，認知機能に変動を及ぼすリスクとなるイベントの有無を確認する．たとえば，認知機能変化の発症時に，感染症の罹患，中毒物質への曝露，新たな薬剤の投与などがなかったかを聴取する．特に，**薬剤に関する聴取は，新たな投与のみでなく，常用薬の投与量の変化も重要なポイントである**．また，既往歴の聴取も重要である．高血圧や糖尿病などの慢性疾患の有無の確認はもちろんのこと，過去にさかのぼり，**甲状腺機能を含む内分泌疾患，頭部外傷，アルコール多飲，ビタミン B$_{12}$ 欠乏を呈する胃疾患および手術の既往**なども網羅すべきである．

うつ状態・せん妄の除外

　老年期における認知機能障害は，正常加齢に伴う身体および精神症状が背景に存在する可能性がある．身体疾患に伴う意識状態の変化であるせん妄や，うつ状態に代表される精神症状は認知症とは呼ばないが，見かけ上の認知機能障害を呈するため，認知症の診断に至る前提として，それらを除外しなければならない．

　せん妄とは，身体的問題を原因とした意識障害により，さまざまな精神症状を呈する非特異的な症候群であり，問題が解決すれば認知機能障害はもとに戻る．老年期におけるせん妄は，さまざまな誘因により惹起され，症状は夜間に増悪することが多く，注意障害によりケアレスミスが観察される．特にせん妄の鑑別に役立つのは，時間および場所の見当識障害の評価である．見当識障害は，意識の明瞭度や，注意および覚醒レベルの変動を反映しやすい．ただし，認知症にせん妄が合併する場合もあるため，注意が必要である．そのような場合は，せん妄の原因となる因子を除外し，せん妄が

「治る認知症」とその除外のための検査　**41**

改善したうえで，再度，認知機能の評価を行う．

　うつ状態に代表される気分障害の存在も除外する必要がある．特に老年期のうつ病では，明らかな抑うつ気分が目立たないことも多く，注意力や判断力の低下から，見かけ上の認知機能障害を呈し，仮性認知症とも称される．HDS-R などのスクリーニング検査では，「考えが前に進まない」，「集中できない」といった制止症状により，認知症患者と同程度の成績を呈することもあり，「20 点以下だから認知症」と考えるようなカットオフポイントのみでの判断は誤診につながりやすい（AD とうつ病，せん妄との違いは➡ p24, 25 も参照）．

「治る認知症」を見逃さないための検査

身体所見

　体温・血圧・脈拍などの一般的な身体所見の異常は，感染症や，代謝・内分泌疾患の鑑別に有用である．また，それ以外にも，皮膚の乾燥などの脱水所見，自己免疫性疾患を示唆する浮腫，関節の腫脹などの有無を確認する．次に，神経学的所見の評価を行う．神経学的所見の評価は，病歴聴取と同等に広義の認知症診断における重要なステップである．神経学的所見は，系統的に，言語・脳神経系・運動系・反射・感覚系・協調運動・起立・歩行・髄膜刺激症状・膀胱および直腸障害を問診・診察にて把握する．AD の初期には，神経学的異常所見は目立たないことが多いため，もし神経学的異常所見が確認されるようなら，AD 以外の身体疾患が疑われ，さらなる検査が必要となる．

　実際の臨床の場面においては，このような神経学的所見は，患者の表情・姿勢・歩行や，患者に着席を促す際の動作などからも鑑別のヒントを得られる．仮面様顔貌や小刻み歩行が認められればパーキンソニズムが示唆され，失調性歩行が認められれば小脳領域を含む病変の存在が示唆される．また，スムーズな着席ができない場合は，運動性失行が疑われるため，背景に大脳の局在病変が存在する可能性を疑う．

血液学的検査

認知症の診断において，病歴・診察所見が重要であるのはいうまでもないが，それを裏付ける客観的データとして，血液学的検査が有効なことがある．血液学的検査は，比較的患者負担も少なく，かつ迅速に結果が出るため，スクリーニングとして行うべきである．外来スクリーニングにおいて必要な血液学的検査項目と，それに付随する鑑別疾患を表2に示す．血算や電解質のみならず，甲状腺機能やビタミンB群を含め，認知機能障害を呈する疾患を鑑別するために，表2に示す項目を評価する必要がある．

神経心理検査

MMSEは，認知症のスクリーニングとして用いられることも多く，見当識，記憶，注意と計算，言語，視覚構成といった領域から成り立っている．また，MMSEと類似したHDS-Rも本邦においてはよく用いられる．強調すべき点として，「治る認知症」の鑑別において重要なのは，カットオフポイントによる認知症の有無の評価ではなく，どの領域が障害されているかを評価することである．例えば，NPHにおける認知機能障害は，AD患者と比較すると記憶の領域は保持される一方で，注意と計算の領域が障害されやすいといわれる[3]．慢性硬膜下血腫における認知機能障害は，血腫の部位によりさまざまであるが，中核は血腫と頭蓋内圧亢進に起因する注意の領域

表2 血液学的検査項目と鑑別疾患

検査項目	鑑別疾患
ビタミンB_1	ウェルニッケ脳症
ビタミンB_{12}・葉酸	ビタミンB_{12}欠乏
電解質	せん妄
肝機能・アンモニア	肝性脳症
腎機能	尿毒症
血糖値・血清脂質	低血糖・糖尿病・脂質異常症
甲状腺機能	甲状腺機能障害を含む代謝性疾患
感染症（梅毒・HIVなど）	神経梅毒・HIV脳症・脳炎・髄膜炎など

「治る認知症」とその除外のための検査　43

の障害と，血腫の部位に一致した言語や構成などの領域の障害である[4]．注意の領域の障害は，この他にも甲状腺機能障害や，ビタミン B 群欠乏においても認められやすいことが知られている．

画像検査

　認知機能低下が認められた患者に対し，**頭部の CT や MRI における評価は必須である**．慢性硬膜下血腫や脳腫瘍，NPH などは，画像所見より視覚的に迅速な診断が可能である．上記の頭蓋内病変の存在は病歴聴取のみでは評価が困難であるとともに，必ず除外すべき疾患であるため，頭部画像所見による評価は早い段階で行われるべきである．

Case：その後

治療経過　神経心理検査では，広範な領域の認知機能障害を認めた．また，病歴より，月単位の比較的急速な認知機能障害の進行および変動があり，さらに歩行障害といった神経学的異常所見を認めたため，血液学的検査および頭部 MRI を施行した．血液学的所見は特記すべき事項はなかったが，頭部 MRI 所見で脳室の拡大および高位円蓋部および正中部の脳溝，くも膜下腔の狭小化を認めた．また，家族からの聴取にて，最近尿失禁を呈するようになったことも明らかになった．認知機能障害・歩行障害・尿失禁の存在から NPH が疑われたため，後日，髄液排除試験を行った．症状が改善した（髄液排除試験陽性）ため，シャント手術施行となった．その後，数か月の経過にて，歩行障害および認知機能障害も改善を認めた．

　AD として加療されていた NPH の一例である．治療経過中，比較的急速に進行する認知機能の低下を認め，また，歩行障害などの神経学的異常所見を呈した．AD などの典型的な神経変性に伴う認知症の経過とは異なるため，早急に精査を行ったところ，画像所見にて NPH の存在が疑われた．このように，比較的急速な認知機能の変化および神経学的異常所見を伴う場合は，積極的な全身精査が望まれる．

44　第 1 章　診療のためにまず知るべきこと

まとめのひとこと

　本項ではさまざまな鑑別疾患を挙げたが，各々が単独で存在するわけではなく，例えばADに合併した薬剤性の認知機能障害などもある．実際の臨床場面では，原因を排除しても認知機能障害が改善しないケースも少なくない．しかし，たとえわずかな可能性であっても，治療可能性を見出せる場合には，積極的に検索し，治療を行う姿勢が求められる．

文献

1) Kabasakalian A, et al : Reversible dementias. Int Rev Neurobiol 84 : 283-302, 2009.
　＜「治る認知症」鑑別のために必要な検査方法および鑑別すべき疾患についての系統的なレビューである＞
2) Hildreth KL, et al : Evaluation and management of the elderly patient presenting with cognitive complaints. Med Clin North Am 99(2) : 311-335, 2015.
　＜老年期患者が，認知機能低下を訴えて受診した際の評価のアルゴリズムおよびマネジメントが述べられている＞
3) Picascia M, et al : A review of cognitive impairment and differential diagnosis in idiopathic normal pressure hydrocephalus. Funct Neurol 30(4) : 217-228, 2015.
　＜正常圧水頭症における認知機能障害についてまとめられたレビューである．シャント術後の認知機能変化についても述べられている＞
4) 今村徹：慢性硬膜下血腫．老年精神医学雑誌 19(9) : 983-987, 2008.
　＜慢性硬膜下血腫の病態およびそれに伴う認知機能障害出現の機序について述べられている＞

〈稲村圭亮〉

かかりつけ医としての
認知症への対応の基本

ポイント

- かかりつけ医の寄り添いは，認知症者本人の病識の程度にかかわらずその影響が大きい
- 精神面のサポートができて初めて，薬の効果が上がる
- 普段から生活を支えている介護職や介護家族の印象を大切に，個々人に至適の服薬調整を

　筆者は街中で精神科（認知症専門外来）を開業している．日々の臨床はそれぞれの認知症者（以下，認知症の人，本人と記す）がかかりつけ医として信頼している身体科の医師，介護職との共同作業である．認知症を診だしてからおよそ25年になるが，認知症の人の増加割合と比べると専門医の数が増えないのが昨今の地域包括ケアを展開するうえで悩みとなっている．かかりつけ医，病院勤務医あるいは研修医と推察される読者の中にも，専門医との協力が進んでいない環境にある方もいるだろう．本項では日々，来院する認知症の人に対して，プライマリ・ケアを担当するかかりつけ医としての対応を考え，どういったポイントから専門医につなぐかについても考察する．

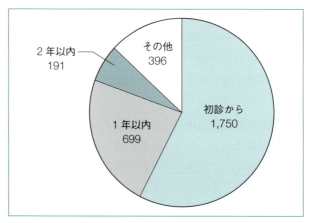

図1 認知症で当院の外来を受診した人が自らの症状に気づくまで
2016年までに当院を受診した3,036人のデータ.

かかりつけ医として本人の病識の程度を把握し，寄り添うこと

　日々の診療で大切なのは，診療室で対峙している認知症の人に**どの程度の自覚があるか**をかかりつけ医として把握することである．本人の自覚の程度は告知の在り方や，告知後の本人のこころのサポートを行ううえでも大切なポイントとなる．**図1**に示したように初診の時点で自らの症状に気づいている人がいる一方で，初診時にはなかったようにみえた「気づき」がその後何年かして芽生えてくる人もいる．経過には多様性があるため，単純に病気への「気づき」の有無だけで判断することなく，日々の診療時点での本人の自覚および家族の認識・理解度がどの程度あるかを適切に見極めることが大切である．

　当院のデータを見る限りでは初診時から「気づき」がある人の受診が圧倒的に多いが，これは当院が「ものわすれクリニック」を冠しているためであり，近年では「もの忘れが気になる」という主訴で来院する人が多く含まれているためこのような割合になっている．それでも，なかには通院を始めてから1年，2年とかかる場合もある．

　また，かつて筆者が社会福祉系大学の教員を開業精神科医と兼務してい

かかりつけ医としての認知症への対応の基本　47

たときに，大阪府のある市を対象とした調査では，地域在住の認知症の人100人のうち自覚をもつ人の割合は30％程度にとどまった．診療所のデータとは逆に，地域で生活している認知症の人の多くは自覚がなく，医療・介護との関わりを拒絶するセルフネグレクトにもつながりかねない大きな課題であった．

　もちろん，**本人が症状を自覚し，悩み絶望するときにこそかかりつけ医の寄り添いは不可欠である**．こころの問題であるからといって必ずメンタル面の専門医が必要なわけではなく，むしろ当事者の気持ちを理解し，それまでの生活や考え方を熟知しているかかりつけ医や地域の病院勤務医こそ，その人に寄り添う医療者として欠かせない存在である．

　ただし，単純に認知症の自覚がある人にだけアプローチが可能であり，自らの症状への「気づき」が少ない人には関与できないと考えてしまうことは早計である．本人に自覚が乏しくとも，地域医療の担い手である医師の存在は大きな影響をもつ．本人へのアプローチが困難であるなら，介護家族への理解や共感をもつ医師の役割はより大きくなるため，地域医療の実践家の活躍が期待される．たとえ本人が受診を拒んでも介護家族から日々の情報を受け，それをこの先の治療や介護に生かすことができるからである．また，認知症の進行に従って課題が出てくれば，「気づき」の有無を把握したかかりつけ医と専門医とが連携をとりながら薬物療法，非薬物療法，介護の区別なく最善の方法を選択することができる．その際，本人とともにもう一方の主体者である家族へのまなざしを常に忘れないようにしたい．

その人の役割，活動性，社会性を維持する「エンパワメント」の重要性

　他の身体疾患と異なり，認知症をはじめとするメンタル領域の疾患の場合には，ともすると「できないこと」ばかりに目を奪われてしまいがちだが，実は認知症の進行を抑制するために最も大切な視点は，「それでもできること」が何かを把握して，日々の臨床の際にそのイメージを大切にすることである．できることをより力づけるという意味で「エンパワメント」と

福祉領域でいわれるように，その人をさりげなく後押しできるような存在としてかかりつけ医には大きな役割がある．

　介護の世界では，ケアを受ける人が自分らしく生きることができるようなケアを大切にしている．その人（パーソン）が中心となる，「パーソンセンタードケア」が基本概念であるが，日常診療においてもパーソンセンタードな考え方をもち，できないことよりもできることに目を向けることが大切である．たとえ認知症がある程度進行していたとしても，その人が自らの役割を感じながら日々を過ごした場合と，そうではなく無為に過ごした場合とを比べると，前者では少なくとも3年程度認知症の進行を抑えることができた（図2）[1]．

　グラフによる経過を見ても精神療法的アプローチができた一群は，明らかに診療のみに終わった一群よりHDS-Rの点数が低下しにくい傾向を示した．その人にできることを把握し，勇気づける（エンパワーする）という精神面のサポートができていれば，認知症の症状が進行しにくいことを表している．誰もが精神療法の担い手である必要はないが，**最も大切な病気の初期にこそ精神面を支えることの大切さ**が示唆されている．

　日々の臨床では医師として薬物療法を行うことが多いが，その際にも精神面のサポートができて初めて薬の効果も出ることを忘れずにいたい．

日々の臨床で薬剤処方するとき

　認知症に対して薬物療法を行うとき，大きな流れは抗認知症薬によって中核症状を抑えることと，安定剤によりBPSDを軽減することの2つである．抗認知症薬が認知症の根本治療薬ではないにしても，少しでも脳内の神経伝達物質の働きを後押ししようとするのに対して，安定剤の類の薬物は主に不安・焦燥感，被害念慮や精神運動性興奮など，認知症に起因するBPSDを軽減することで認知症の悪化を抑える．

　このうち周辺症状に対する薬物療法は別項に委ね，本項では中核症状に対する抗認知症薬の働きと，一般臨床においてかかりつけ医として処方するときの留意点について言及する．

かかりつけ医としての認知症への対応の基本　**49**

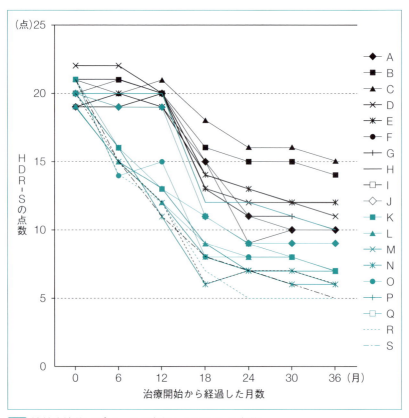

図2 精神療法的アプローチの有無と HDS-R の点数
当院の受診者のなかからランダムに選んだ A〜S まで 19 人の経過を見た．精神療法的アプローチができた A〜J までの一群と，何らかの理由によりできなかった K〜S の群を分けているもので，診療経過中に意図して分けたものではない．精神療法ができなかったとしても薬物療法やケースワークを慎重に行うなど医療面での不利がないように診療した．
〔松本一生：本人が不安を受容し自己効力感を高めるために．老年精神医学雑誌 26(9)：967–972, 2015 より改変〕

抗認知症薬の使い方

　まず前提として，抗認知症薬が根治薬ではないなか，筆者は認知症の人と家族の同意を得ながら処方するように努めている．たとえば医師の側だけが認知症を診断し，告知することなくいつの間にか処方されているよう

なことは避けるべきだと考える．また，できるだけ多い用量を処方することが必ずしも効果的ではない場合があることをかかりつけ医が知ることが大切だと考えている．できれば専門医とも連携し，至適用量かつ非薬物療法をしっかりと行いながら処方を考えることが大切である．

なお，以下の4剤とも対象となるのはADであるが，アリセプト®に関してはADだけでなく，2014年9月からDLBに対しても保険適用となった．

ドネペジル（アリセプト®，ジェネリック：ドネペジル塩酸塩錠）

脳内の神経伝達物質であるアセチルコリンは誰の脳内にも存在するものであるが，アセチルコリンエステラーゼという酵素によって常に分解されている．ドネペジル塩酸塩はこのエステラーゼ（加水分解酵素）の働きを阻害し，少しでも多くのアセチルコリンが働くようにするものである．はじめは3 mg/日を2週ほど処方して5 mg/日に増量し，認知症の進行によって10 mg/日まで増量する．一般的な錠剤に加えて口腔内崩壊錠やゼリー形態，細粒などがあり，用途に合わせて使い分けられるので便利である．

筆者の印象では，認知症の経過で気分がうつ傾向になる場合などにこの薬剤は効果があり，服薬によって朗らかになる場合も多い．この反面，一部の人には易怒性を増すこともあり，そのような場合には慎重に様子をみながら投与する必要がある．

筆者はこの薬を①元気がなくなっている人には積極的に使い，②血管性の要因が強い人（ラクナ梗塞や，かつて脳梗塞，くも膜下出血など脳血管性病変を経験した人）には慎重に処方するようにしている．

ガランタミン（レミニール®）

アセチルコリンエステラーゼを阻害するだけではなく，ニコチン性アセチルコリン受容体増強にも働くことで効果が期待できるとされる薬である．前記のドネペジルが朝1回処方なのに対して，こちらは朝夕2回の処方（4 mg × 2回）から最大24 mg/日まで増量可能である．2回の処方が不便との意見を聞くことがあるが，夕食後に服用しても薬による不眠傾向などが出ないのはこの薬剤の利点である．液薬もあり利便性が高い．

筆者はこの薬を①夜間不眠傾向がある人には積極的に使い，②これまで

に BPSD が激しく表面化したことがある人には効き具合を確かめながら慎重に処方するようにしている.

リバスチグミン(リバスタッチ®, イクセロン®)

　ほかの薬剤とは異なり，この 2 薬(同じ成分で 2 社からそれぞれの商品名で発売されている)は貼付薬である.服用ではなく経皮吸収する技術によって,貼付部位からゆっくりと吸収されていく.ドネペジルがアセチルコリンエステラーゼのみ阻害するのに対して,この薬剤はアセチルコリンエステラーゼのみならずブチリルコリンエステラーゼに対する阻害の働きが強いとされる薬である.

　用法に関して貼付による効果が持続的であり，副作用(例えば易怒)が出る人が少ない印象をもっている.4.5 mg/日の貼付剤から始まり 18 mg/日まで増量する.この薬剤の特徴である「貼り薬であること」は筆者にとって臨床的にはとても意義深い.内科や外科のかかりつけ医から他薬の処方が多くなっている場合など,認知症の人や家族から「他でも多くの薬を服用しているから,できれば内服薬は増やしたくない」との要望が高くなる.そのような場合には貼付という用法が効を奏する.

　また,貼付部位からゆっくりと吸収されるために副作用の出方が穏やかである.さらに筆者が最も強調したいのは,「本人の肩に貼る」という行為を,その人が行うだけでなく家族も行うことで,治療に参加しているという家族の実感につながり,広い意味での家族支援のツールとして有用性があるという点だ.ごくまれに精神的に過剰活動になる人がいた.それ以外に最も多く報告されたのは「かゆみ,発赤,かぶれ」などの皮膚症状である.

　筆者の印象では,①かぶれやすい人は軟膏などの対応をしてもやはりかぶれるため,薬の貼付に合う人と合わない人がいることを考えながら処方する必要がある.②内服薬で副作用が出やすい人には第 1 選択の薬剤と考えている.

メマンチン（メマリー®）

これまでに記した 3 種 4 剤の抗認知症薬はそれぞれ単独に用いられ，それらの間での重複しての使用はできなかった．しかし脳細胞の保護役であるメマンチンはドネペジル，ガランタミン，リバスチグミンのうちいずれかと併用が可能である．

薬の特徴として一部の人に眠気が出やすくなる．服用して眠気を訴える場合には留意しなければならない．この「眠気」は逆の方向から見ると，他の抗認知症薬にはない効果をメマンチンに与えることになる．すなわち**興奮や混乱など BPSD がある程度出ている人を穏やかにできうる**．

筆者の印象では，①興奮や易怒の傾向があるが鎮静系の薬を使いたくない場合には積極的に処方する．②ふらつきや立ちくらみが多い人の場合には転倒に注意しながら処方している．

処方するときに気をつけること

これら抗認知症薬に関しては，中枢に効く薬の特徴として，それぞれの臨床例によってある程度「さじ加減」が必要になることがある．EBM（evidence based medicine）による処方は精神医療の分野でも自明であるが，ドネペジルを 10 mg/日処方して少し易怒性が出た場合などにメマンチンを 20 mg/日追加処方してもイライラがとれない場合には，足し算ではなく，むしろ引き算による処方が大切だと考えている．言い換えれば上記の例などは，メマンチンを増やしていく前にドネペジルを 5 mg/日に減薬して認知症の悪化がないことを確かめながら，少しずつ処方量も処方薬の種類も減らしていく試みが大切である．

筆者のこれまでの印象では，専門医の意見を聞く前にかかりつけ医が決められた用量の処方をきっちりと守って処方し，それが逆にその人に合わず副作用が出ていることがある．決められた用量であっても，服薬する人によって効果の出方に変化があるのは向精神薬に共通する特徴である．ゆえに，限られた時間の診療ではわかりにくい認知症の人の状態像を知るには，普段からその人の生活を支えている介護職や介護家族の印象を大切に考えることである．その情報をしっかりと受け止めることで，その人に至適の服薬調整がしやすくなる．加えて，処方量に迷ったときには専門医と

かかりつけ医としての認知症への対応の基本　**53**

の連携により，至適用量を定めやすくなる．

 まとめのひとこと

　詳しくは BPSD への処方薬の項(➡ p133)に譲るが，認知症であっても初期段階で不安，焦燥感，うつ状態や不眠などがある場合，それぞれに対する薬物を処方する．その際に気をつけなければならないのは，薬剤起因性せん妄と DLB に対する薬の効きやすさである．DLB では RBD もあるため，中途半端に睡眠導入剤が効くことなどはかえって本人の混乱を招きやすい．そのようなことを避けるためにも一度，処方全般について認知症疾患医療センターをはじめとする専門医に相談して処方量を決めることを勧めたい．

文献
1) 松本一生：本人が不安を受容し自己効力感を高めるために．老年精神医学雑誌 26(9)：967-972, 2015.

（松本一生）

Pros and Cons

その1：
本人への病名告知はどうする？

諸説飛び交う認知症診療のトピックについて，Pros（賛成）とCons（反対），立場の異なる2つの論考を提示し，読者とともに考えます．

私はこう考える

Pros 「本人に伝える」立場から

本人・家族への伝え方（本人を主体に）

　「今回，もの忘れが心配ということでもの忘れ外来を受診され，いくつかの検査をしました．検査は大変でしたか？　お疲れさまでした．これから結果を説明したいと思います．

　もの忘れの検査として，今日2つの検査をしました．1つは『長谷川式』，1つは『MMSE』という検査です．どちらも30点満点なのですが，○○さんは長谷川式が17点，MMSEが21点でした．それぞれ21点と24点以上が正常ということになっているのですが，少し点数が悪かったです．中身を見ると，日付の感覚，それから新しいことを覚えておくことが以前より苦手になっているかもしれません．いかがでしょうか．そんなふうに感じることがありますか？　この分野は年をとると苦手になる方が多いのですが，程度として少し強いようです．お話をいろいろ伺うと，生活に困りごとが出てきているようですので，医学的な診断基準では『認知症』という範囲に残念ながら入ってきているようです．

（血液検査データを見せながら）もの忘れの原因ですが，血液検査では大きな異常はなく，体の病気のせいではなさそうです．

（頭部CT画像を見せながら）こちらはCT検査といって，頭の輪切りの写真になります．白く写っているのは頭蓋骨です．頭蓋骨の中のここが脳みそになります．少し黒っぽく写っているのは動脈硬化で脳がダメージを受けている部分ですが，それほどひどくありません．これは年なりと思います．こちらの黒く空いている部分の後ろに海馬という部分があるのですが，海馬が少し縮んでいるようです．海馬は記憶の一時保存庫で，ここが縮むと新しく覚えることが苦手になります．

検査結果を総合すると，○○さんのもの忘れはアルツハイマータイプのもの忘れと考えます．アルツハイマータイプのもの忘れは決して特別なことではありません．ほとんどすべての方で，年齢を重ねるとアルツハイマーのような脳の変化が出てくるといわれています．ですので，アルツハイマーは病気でなく加齢現象の1つともいわれています．

この加齢現象によって，年齢とともに少しずつもの忘れが進んでいきます．ですから，これから脳の老化を遅くするための工夫をしっかりやっていきましょう．また，アルツハイマータイプのもの忘れには，悪くなるのを遅くするお薬がありますので飲んでいただこうと思います．○○さんは，糖尿病と高血圧があるので，内科の先生の治療をしっかり続けてくださいね．お薬の管理に自信がなければご家族や薬剤師さんに手伝ってもらうとよいですね．バランスのとれた食生活も大切です．体も動かしたほうがよいです．また，脳は使わないと衰えますので，人と接したり，楽しいと思える活動をしたりすることはとても重要です．なかなか自分でやろうとするのも大変でしょうから，介護保険の認定を申請して，デイサービスに通ってみるのも手です．

ここまでで何か質問がありますか？　説明を聞いて今どんなお気持ちですか？」

家族への伝え方

「おおむねご本人に説明した通りです．経過や検査結果から『アルツハイマー病』と考えます．抗認知症薬の適応がありますが，薬を飲んだらもの忘

れがなくなるというものではありません．また，進行を止めることも今の医学ではまだかなっていません．薬物療法の効果は症状の進行を和らげることです．その他，意欲や集中力，気分などの改善も期待できます．

薬物療法以外の進行予防の取り組み，運動やデイサービス通所はできればしたほうがよいですが，ご本人が嫌がるのを無理やりやらせるものではありません．楽しくできなければ効果はないともいわれています．もの忘れを『治す』のではなく，ご本人の苦手になっている部分をサポートする工夫について考えていきましょう．もの忘れをことさらに指摘したり，『認知症だから』，『アルツハイマーだから』，『病気だから』などとご本人に突き付けたりするのはやめましょう．

先ほどご本人に『アルツハイマー』と説明しましたが，ご本人は忘れてしまうかもしれません．忘れてしまっても，ご家族から本人に言う必要はありません．また，ご本人が事実と異なる話をするのはわざとではなく，相手に合わせて会話をしようとされているからです．認知症についてご本人・ご家族向けの講座をしていますのでぜひご参加ください」

—— 解説はp59へ

（古田　光）

Cons 「本人には伝えない，家族には伝える」立場から

本人への伝え方

「今日の検査で，もの忘れがあったり，苦手なところがあったりすることがわかりました．でも特別に悪いところはないので，心配することはありません．歳をとり長寿になれば，誰だってもの忘れをします．もの忘れしない人のほうが少ないのです．普段の生活も，以前のようにテキパキとできなくなって当たり前です．今の日本は超高齢社会になり，そういう長寿の人が普通になってきています．できなくて戸惑い困ることも出てくるでしょうが，そのときは遠慮なく助けてもらいましょう．手伝ってもらって一緒にやればいいのです．

特に努力することはないですよ．今のあなたでいいのです．少し自信を

その1：本人への病名告知はどうする？　　**57**

なくし寂しい気持ちになっておられるかもしれません．自分の周りが変わっていくような不安を感じておられるのかもしれません．でも，あなたはこれまで家族や社会のためにきっと頑張ってこられました．それは消えません．誇りに思ってよいのではないですか．

ただ，せっかくの元気と能力を，家でのごろごろ生活で無駄にしてはもったいない．得意なことや好きだったことを思い出して，張り合いをみつけて生活を送ってほしいのです．少しくらいもの忘れしてもいいから，動いて歩いて，友達や同年輩のお仲間と話をして，楽しく生活することを考えましょう」

家族への伝え方

「診断は，アルツハイマー病です．この病気に根治療法はなく，少しずつ症状が進んでいきます．ただし，まだ軽度（から中等度）で脳の95％は正常です．記憶や作業など5％の部分が苦手になってきているだけです．急に悪くなるようなこともありません．症状が重度になるのに10年以上を要します．『認知症』とか『アルツハイマー』ということをご本人に伝える必要はありません．伝えてもショックを受けて傷つかれるだけです．何もいいことがありません．それよりもご家族の方が治らない病だということをわきまえ，指摘したり注意したりせずに，できないことや苦手なことを優しく見守り助けてあげてほしいのです．そのように気持ちを切り替えてほしいのです．

95％は正常なので，感情など心は正常です．周囲の態度や言葉にはとても敏感になっておられます．それは自尊心が傷つくことが多いからです．自分でももの忘れやできなくなったことにはうすうす気づいています．それを周囲から指摘され叱られるのは辛いことです．ミスを指摘しても本人が傷つくだけで，周囲との関係もぎくしゃくしてしまいます．心が乱れやすいことを理解して，穏やかに対応してあげてほしいのです．そうすれば，よく言われるような怒りっぽさとか暴言とか徘徊とか，そんなことは起こりません．

治る薬にも期待しないでください．薬の効果は限定的です．無理に飲んでもらう必要はありません．それよりも，日々の生活を楽しく元気に暮ら

せるように考えてお膳立てをしましょう．生活の張り合いこそ大事です．
それが悪化を防ぎ心も安定させてくれます」

— 解説はp62へ

（上田　諭）

なぜそう考えるのか

Pros 「本人に伝える」立場から

告知をするメリットがあるか？

　病名の告知は，若年性認知症の人，および，軽度認知症レベルの人にはメ
リットがあると考える．

　認知症であっても，今後の生活については，本人の意向をまず中心に考
えていくのが基本となる．認知機能障害が軽度のうちはなおさらで，認知
症性疾患について説明せず，話を進めていくことは本人の不安や不信感を
増すこともある．また，介護保険サービスや障害者支援の制度を利用する
場合，本人が疾病について知っているほうが受け入れがよい可能性があ
る．病名を説明することで自らの疾病について調べることもできるだろ
う．「なぜだかわからないが認知機能が落ちている」という状態より，「認知
機能が落ちているのは○○のためである」と知ったほうが納得される方は
決して少なくない．

　自らの認知機能低下を自覚し，何とかしたいと考えて受診する軽度認知
症の人はたくさんいる．薬物療法，進行予防のための種々アプローチを行
うこと，生活のサポート体制をつくること，将来に向けて考えること，いず
れも，本人が自らの障害を知っていたほうがスムーズと考えられる．

説明のときにこころがけていること

　とはいえ，本人と家族の両方に説明をする，という立場が正しいのかど
うか，実際には悩みつつ診療にあたっている．また，一律に告知をするわけ

その1：本人への病名告知はどうする？　**59**

ではなく，本人の反応を見ながら臨機応変に変更している．告知を行うのは原則，認知機能低下が軽度〔軽度認知障害（MCI）〜軽度認知症〕の方である．また，90代の方にあえて「認知症」という言葉を使うことは少ない．アルツハイマー病（AD）の場合は，年齢を重ねれば誰でもなりうる病態であるという説明の仕方をし，治療のアプローチについても併せて説明している．真摯に話すが，深刻になりすぎないようにこころがけている．「認知症」と言わず，「認知機能低下」というぼかした言い方をすることもある．もの忘れを強く否定している人でも，症状の説明をしていると聞き入り，自らの能力低下の不安に言及する人が多い印象がある．また，家族の前では怒っていても，家族のいない場で話を聞くと，自らのもの忘れの不安を訴える人もいる．

　本人，家族ともに一度に理解できる情報量は限られているため，最初の説明の際は，「病名を聞いたことが絶望につながらないように」ということに主眼を置く．その後，改めて外来で話したり，病院で開催している認知症の講座を受講するなどして理解を深めてもらう．疾患別のパンフレットで図示しながら説明することもある．

　本人と家族に一緒に説明する場合は，当然本人に向かって話す．家族はあくまでも立ち合いである．本人がいる状況で，本人をないがしろにして家族に説明することは決してあってはならない．もちろん，説明場面以外でも，受診している本人が主役であり，医師は本人の味方であるというスタンスを守る．本人の前でいかに困っているかを延々と話す家族もいるが，そのような場合は別に時間をとって本人のいない場で話してもらうようにする．またその際，本人の了承を得るようにする．本人に進行期の話をいきなりすることはないが，家族には進行予測やサポート体制作りの大切さについて初期から説明する．また，病気の説明とともに，介護指導も合わせて行う．

　本人が，家族の同席の診察を希望しない場合は本人の希望に応じる．また，病気の説明を家族にしないでほしいという希望がある場合はいったんは受け止め，その後の外来で病気について近しい人に知ってもらう重要性について話し，家族らに説明する機会を得るようにしている．

「その後」の時間をよりよくするために

認知症を早期に診断する目的は，その後の認知症とともに生きる時間をよりよくするためである．診断結果を告知をするのは，本人の主体的な認知症との関わりや，サポート体制づくりへの参加を期待してである．

「あなたは認知症です．治療法はないので今後悪くなるばかりです」，そう言われたら当然絶望するだろう．また，「認知症になったら何もできなくなる」，「認知症になったら人生おわり」と思い込んでいる方もいる．

認知症の診断を受けることは決して嬉しいことではないが，診断を受けたら人生が終わるわけではなく，認知症という疾患とともに生きる長い生活が始まるだけだ．診断前後で世界が変わるわけではない．医師として，本人と家族に，これからの人生がよりよいものになるよう，一緒に考えていくことを宣言する．地域にも本人たちをサポートするさまざまな仕組みがあることを説明し，告知の際は，ポジティブな情報を必ず話すようにしている．「アルツハイマーと聞いたときはショックだったけど，今は進まないようにがんばっています」と話す人は少なくない．

「認知症」という言葉に過剰に反応する方や，説明の後に表情が強く曇る方には，説明の後，どんなふうに感じているか，何か心配なことがあるか質問して，話をじっくり聞く．急を要する疾病が鑑別されていれば，診断が多少遅れても問題ないので，本人が精査をいやがる場合，診断に関する結論を保留にしたまま，受診を続けてもらうこともある．いずれにせよ，本人の不安や落ち込みにも対応していくのが認知症を診療する医師の役割と考えている．

よくある質問にはこう答える

「治るのか」，「元に戻るのか」という質問は多い．その場合は「時間を巻き戻すことはできないので，もとに戻るというのは難しいです」，「治すというのは若返りの術を使うのと同じで，今の医学はそこまで発達していません」など答え，「悪くなるのをなるべく遅くする工夫はあります」，「薬やリハビリで脳を元気にすることができます」など前向きな説明も付け加えている．

「自分のような人はたくさんいるのか」，「こんな人珍しいんでしょう」と

その1：本人への病名告知はどうする？ 61

いう質問を受けるときもあり，その場合は「もの忘れや認知症は年をとると誰でも出てきます．長生きをした証しでもあります」などと答えることが多い．

家族からは「認知症とアルツハイマーとは違うのか」といった，「ADと認知症の違い」についての質問を受けることがよくあるが，ADは認知症の原因の1つの型であることを，図などで示しながら説明している．

（古田　光）

Cons 「本人には伝えない，家族には伝える」立場から

告知をするメリットがあるか？

少なくとも70歳代以上の高齢者のADに限定していえば，病名を本人に告知する必要はないと考える．告知することで得られるメリットがないからである．本人が強く病名告知を希望した場合は別であるが，そういう人はきわめて少ない．

一方，家族には今後考えられる経過を含めて病名を告知するべきだ．本人の障害をよく知り，障害によって生じる本人の不都合や苦労を支えてもらうためである．その際，本人には伝えなくてよいことを必ず断る．家族の中には，本人にふだんのミスや誤りを認めさせようとして，病名を告げたい人たちがいるからだ．本人に病名を知らせて無理にミスを認めさせようとして，何かが進展するか．何も進展しない．むしろ関係が悪化することのほうが心配である．

認知症というのは行政用語から生まれ定着した病名であるが，以前の痴呆症という差別的な響きのある用語から変わったとはいえ，痴呆の言い換えという印象は多くの人がもっている．「あの人にはニンチがあるので」などという言い方さえしばしば聞かれ，肯定的なはずの「認知」という言葉が，いまでは社会のなかで認知機能の低下，以前の痴呆を表す（時に侮蔑的印象を伴った）言葉になっている傾向もある．「アルツハイマー」という言葉は，多くの人にとってもっと衝撃的である．いずれにしても，本人の受けるショックは小さくない．もの忘れを自分でも感じまた周囲から指摘され

て不安を覚え，自分の居場所や存在自体が揺らぎ始めている認知症の人にとって，その宣告に耐えうる余力は少なくなっているし，耐えて得られるメリットがない．

私はどうせボケてるんだから，と受診時にあっさり自分から言う人もいる．しかし，だからといって本当にそう信じきっているかどうかはわからない．うすうす感じている心配を強がってそう表現している可能性も高い．そこに医師が無神経にダメ押しをしてはいけない．認知症診断が確定的であったとしても，「もの忘れがあるだけですよ」くらいに言っておけばよい．つまり，あいまいでよいのである．あいまいを避けてはっきりさせることにメリットはない．逆にはっきりさせることが，本人を傷つけるというデメリットを生む可能性が非常に大きい．

告知をあいまいに行うことに，「医師として誠実でない」，「ごまかしている」という批判がある．「どうせ理解できないと思っているから，正確に伝えないのだろう」という勘ぐりもありそうだ．どちらもまったく見当違いである．医師としての誠実さとは何か．本人の気持ちを考え，本人の幸福となることをすることである．それが実現できない告知であるなら，医師の自己満足による見せかけの誠実にすぎない．もちろん，理解できないから伝えないのではない．理解できないなどと考えるのは，認知症の人を正しく理解しておらず，尊厳を傷つけることですらある．

病名告知にメリットがある場合とは

病名告知が意味をなすのは，治療や介護をするうえで，本人の意識が重要になる場合である．がんが判明した人は，がんを根治するため，また根治が困難でも延命をするために手術や抗がん剤治療を受ける必要がある．それには本人の治療への意識と覚悟が重要で，そのために病名告知をすることにはメリットがある．また，神経難病で筋肉が動かず呼吸もできなくなる筋萎縮性側索硬化症（ALS）は治らない病気であるが，呼吸器をつけ一定の介護と医療を受ければ，知的には変わらず意思表示もできる．このような医療・介護態勢をとるためには，やはり本人に告知し理解を求める必要がある．本人も病状の進行を知り，それに心理的にも物理的にも備える必要がある．

高齢者の AD はどうだろうか．抗認知症薬の服用は，もの忘れを進まないようにする薬があると勧めて飲んでもらえばよい．もし飲みたくないという人がいれば，飲みたい気持ちになるまで飲んでもらわなくてよい．それほど確実な効果は保証されていないからである．それよりも活動性と社会性の維持のためにデイサービスなどを勧めるほうがずっと大切である．デイサービスに行ってもらうのも，わざわざ AD だからなどと言う必要はまったくない．デイサービスには健常な高齢者も通所している．体と頭の運動のために行きましょうといえば十分足りる．これもあいまいでよい．あいまいでも，気づく人は気づいている．もしくは，だんだんに気づき始める．しかし，自分で気づくのと，他人である(それも多くは初対面の)医師などから言われるのとは大違いである．だれにも指摘されず，自分で「私，認知症なんです」，「実はアルツハイマーなの」と言えたとしたら，その人は病気を知ったつらさをもう乗り越えている．そう素直に言えるための条件は，周囲がことさら認知機能低下を問題にせず本人の心情に寄り添うよい介護をしていることである．周囲にいつも問題視される日々を送り，さらに医師から認知症の告知をされたら，本人は救われることがない．生きるための支えさえ失ってしまいかねない．

投薬に告知は必須か？

　ただここで，抗認知症薬の処方との関係が問題になる可能性がある．「病名を告知せずに薬剤を投与することには倫理的問題がある」，「病名告知をしないならば，その病名に対する薬剤投与はしてはいけない」という医学的意見がある．これらの指摘は，改めて考えてみるべき価値があるし，厳密にいえばそれは正しい指摘かもしれない．しかし，医療にとって最も重要なのは，医師と患者の信頼関係ではないだろうか．AD の告知をして投薬をしても，本人がその告知を受け入れず内服にも納得していないというケースを多く耳にする(大概は，薬をもらう薬局でもめることになる)．形式を重んじて倫理問題をクリアしても，本人との信頼がないのなら，まったく意味がない．改善効果は見込めない(せいぜいが現状を維持する)薬剤を，いやいや不快な気持ちで服用してもらっても，それが適切な医療とは思えない．そのうち治療関係が悪化するか破綻するかという結果に終わりかね

ない.

　ショックを与え, 治療関係に重大な影を落とす可能性の大きい告知は避けたうえで, 薬の効用の限界と副作用の可能性を説明する. 服薬するかどうかは本人の意思に任せ, 同意を得られた人にだけ抗認知症薬を投薬するという方法は, 倫理的問題もクリアできていると考える.

「早期発見, 早期絶望」ではいけない

　自分についての正しい情報を知るのが患者の権利だという主張があるかもしれない. あるいは, 患者の情報は患者のもので, 患者に知らせないのは怠慢だという意見もあるだろう. なるほどそれは原則的には正しい論理である. しかし, 時と場合によるのではないだろうか. それを考えなければ, 医師の思考停止の末の自己満足と変わらなくなってしまう. 診断はきちんと伝えるという主義を貫く医師がいる. そこで何が起こるか. 患者さんの多くは, 程度に差はあれ落胆し悲嘆し絶望する. その落胆と絶望をどうやって受け止めるか, 受け皿はどうするのか, 告知主義を貫くならその答えをもっていなければおかしい. それでこそ, 告知に何がしかのメリットがあるといえる.

　「認知症外来で, 『アルツハイマー病で, 検査結果は中学生以下の成績』と言われた」と言って, 体を震わせ泣きながら精神科を受診してきた高齢女性がいた. 診断に間違いはないだろう. しかし, 女性に対する告知のメリットがどこにあるのか. このつらさを乗り越えたときに, 何か得られるものが待っているのか. 私にはその答えがまったく見えなかった. 私は, 神経内科医の診断と異なる話をし, 「まだ疑いだと先生は言われたのだと思う. 検査結果をみても, できているところがたくさんありますよ. 気にしないで楽しみをみつけて生活していきましょう」と女性を慰めた. 私は虚偽を言ったつもりはない. 厳密に言えば, ADの「確定診断」は死後の剖検(解剖)所見でしか下せないものだ. われわれがいつもしているのは, 臨床診断であり, 確定診断からみれば「疑い」なのである.

　どうしても本人に病名告知をするなら, 認知症の人の心情をよくよく考えた配慮が欠かせない. 最低でも, 安直な告知が人格や人生を否定することになりかねないことを肝に銘じて, 本人の能力のうち障害されたのはご

く一部であること，認知症という病気は誰もが歳をとれば経験する可能性の高い普通のことであること，否定的なことだけでなく人生を心穏やかに過ごせる側面もあることなどを，告知と同時によく説明しなければならない．それができないなら，告知などすべきではない．このような態度は，病名告知においてだけではない．画像所見や認知機能検査の結果を伝えるときにも，問題点や否定的所見を強調するのではなく，長所や肯定的な所見を同時に伝えて，本人の自尊心に配慮し衝撃を最小限にすることである．正確に示すだけなら，人である医師が行っている意味がない．

　ところが現在の認知症診療で，このような心情への配慮ができているかどうかはなはだ疑わしい．「早期発見」の掛け声を行政が盛んに喧伝する現状では，それが「早期絶望」につながりかねない．そんなことをして本人の生きる力を奪うくらいなら，「早期発見」などしないほうがいいくらいである．

（上田　諭）

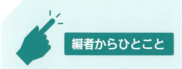

編者からひとこと

　診断後の生活やサービス受け入れを考えると本人への告知にはメリットがあるというPros(古田)と，ショックを与えるだけでメリットがないというCons(編者：上田)で意見が分かれた．

　しかし，Prosのいう告知には，相当の配慮がされていることは見逃せない．「アルツハイマー」という言葉を出しつつ，「病気ではなく加齢現象のひとつ」という言い方をしたり，90歳代の人には「認知症」と言うことを控えたりしている．一律に告知はせず臨機応変に変更するともいい，基本姿勢の「病名を聞いたことが絶望につながらないように」は，ほとんどConsと変わらない．

　本人に告知するかしないかにかかわらず，最も注意したいことは，本人を「(認知症という)病気の人」と認定し，もっとこうしなさい，こうなりなさい，という現状否定の押し付け的態度をとってしまうことだ．そうではなく，自尊心や自信を失いそうになっている認知症の人に対してまずは，「いまのあなたでよい」と認めたいのである．それができなければ，認知症の悪化または老化の進行を防ぐための外出や運動，デイサービス通所，また抗認知症薬服用などの勧めも，本人が前向きな気持ちで取り組むことはきっと困難である．介護する家族への告知でも同様に，身近にいるからこそ一番気づきにくい「本人の心情」というものに気づいてもらうことが欠かせない．

　家族への指導ではさらに，改めて病名を本人にわからせる必要がないことや，無理やり何かをさせられるのではなく，「楽しく」できることの大切さを，Pros, Cons双方が訴えた．それが結果的に，認知機能や意欲，気分によい影響を与えることでも共通している．

(上田　諭)

第2章

認知症診療，
こんなときどうする？

課題をかかえた患者さんは医療・介護にこうつなぐ

こんなときどうする？①

独居の人への介入

ポイント

- まずはこれまで独りで暮らしてきたことをねぎらい，不安や不自由がないかを聞いてみる
- 独居者の「安心」を担保することで，近隣とのトラブルが減るケースも
- 独居がいつまで可能なのか，認知症の進行度合いをみつつ，タイミングを見極める

　筆者は訪問診療・訪問看護を営みの中心とする診療所（以下，当院）に勤務している．専門は精神医学だが，訪問を必要とする主病名が身体疾患・精神疾患にかかわらず，通院困難な状態にある慢性疾患患者の在宅主治医として機能し，その多くを在宅もしくは住まいとしての機能を有する施設で看取ってきた．

　東京都の認知症早期発見・早期診断推進事業において，アウトリーチ支援利用者の約半数が単独世帯であり，また利用の要因として①行動・心理症状（BPSD），②未診断，③受診拒否が頻度の高い要因であったという[1]．いわゆる困難ケースに独居者が多く，かつ介入の端緒として訪問という手段が取られていることがうかがわれる．本項では訪問診療の立場から，独居の人への介入について述べる．なお，事例については細部を改変してある．

> **Case 1**

セルフネグレクト状態にあるも，援助を拒む 80 歳代女性（A さん）

　夫に先立たれた後は離れに独居．一人娘は市内に嫁ぎ，母屋は空き家になっている．かかりつけ医はいない．X−1 年夏ごろから部屋が荒れ始め，入浴も滞りがちであることに娘が気づき，医療機関への受診を勧めたが，本人が拒んでいた．X−1 年 11 月，隣人がポストに新聞がたまっているのに気づき訪ねたが，「自分でできるから大丈夫」と援助の申し出を断った．実際には買い物も調理もできなくなっており，日中仕事をもつ娘が夜に訪問して食事の用意をするようになった．X 年 1 月に娘が居宅介護支援事業所に相談し，ケアマネジャーが訪問．なお援助の申し出には拒否的であったが，往診の提案には同意が得られたため当院に依頼となった．

　A さんは糞尿の臭いが漂う部屋に臥床していた．右側臥位で顔面の右側がむくみ，座位を取ってもらうだけで息切れが出現した．両膝関節は変形しており，皮膚は垢で鱗状になっていた．一人でここまで頑張ってこられたことをねぎらわせていただいたうえで，心不全をはじめ複数の病気が疑われ，苦しそうで放っておけないことを述べ，内科への「検査入院」を勧めたところ，A さんは素直に応じられた．直ちに在宅療養支援病院に入院依頼を行った．

　入院の結果，高度の貧血とうっ血性心不全，変形性膝関節症が判明し，頭部画像からアルツハイマー病（AD）の存在も示唆された．入院加療と介護老人保健施設でのリハビリを経て，A さんは数か月後に在宅に戻り，改めて当院の訪問診療を開始．娘の援助と介護保険利用で独居生活を 5 年あまり継続した．

検査入院をきっかけに援助を受け入れ

　松本[2]は自ら認知症があると自覚できていた独居者に「家族との同居や入所はどうか」と尋ねたところ，「まだ自分の身の回りのことはできるから

こんなときどうする？　①独居の人への介入　　**71**

独居でよい」と答えた人が約 3/4 に上り，さらに認知症の自覚がなければ
介護・医療・家族の介入を拒む場合があり，セルフネグレクトといわざる
を得ないと述べている．A さんの場合は，生活障害に加え心不全や膝関節
症による日常生活動作（ADL）の低下も複合的に作用していた．

　在宅医は認知症に限らず，疾患そのものの診断・治療と同等もしくはそ
れ以上に，疾患と虚弱・衰えがもたらす生活障害の解消・調整を重視する
傾向がある．また，在宅で起きる医療問題について，臓器や心身の隔てを超
え幅広く対応する志向性をもつ．A さんの場合，往診の提案に同意した時
点で半ば以上援助を受け入れる気持ちになっていたと推測されるが，加え
て往診の際，A さんの「異常」や「能力の低下」にではなく，これまでの自助
努力と，それでも解消できない苦痛，そして苦痛の原因となる具体的な身
体疾患に焦点を当て，在宅復帰を前提とした「検査入院」を勧めたことも有
効だったのではないかと考えられる．

Case 2

通院を中断，近隣トラブルも絶えない 70 歳代男性（B さん）

　大規模団地に独居．婚姻歴あり．2 児をもうけるが離婚後関係は断
絶している．高血圧などのため総合病院の内科に通院していたが，
Y−1 年初頭より予約日を間違えるようになり，血圧管理も不良と
なっていった．Y 年 2 月より病院の医療相談員が介入し介護保険を導
入するも，サービス利用の拒否に加え，通院も拒みがちになった．

　同年 4 月，HDS-R 4 点，頭部画像上軽度びまん性脳萎縮の所見が得
られた．

　この頃より他家のドアを叩き続け警察沙汰になる，共用廊下に放尿
する，廊下で顔を合わせると意味不明なことを話し続ける，などの近
隣トラブルが急増．5 月には住民，団地自治会長，社会福祉協議会職
員，市介護支援課職員，民生委員，病院医療相談員などによる会合が
もたれた．

　これまで関係が断絶していた妹たちを相談員が探し当て，妹たちも
参加した．住民の不安と不満は強かったが，強制入院・入所の対象と

はいえないとして訪問診療の導入が提案され，当院への依頼となった.

　訪問診療で薬物のシンプル化（降圧薬などの前医処方を整理し，用法を1日1回に集約）を行ったことで血圧は安定した．胼胝の処置を毎回少しずつ行うことで，訪問も歓迎されるようになった．また，妹たちには訪問時の同席と，泊まりも含んでの見守りを依頼した．Bさんはすでに妹たちのことが半ば以上わからなくなっていたが，彼女たちの手料理を「おふくろの味だ」と喜び，「みなさんが来てくれて安心です」と表明するようになり，近隣トラブルも激減した.

　しかしデイサービスの利用は続かず，冷蔵庫の生肉を食べてしまうなど見守り不足による生活障害は解消しきれなかった．8月，徘徊のすえ熱中症になりかかって病院に搬送されたことを機に，ケアマネジャーがかねてより打診をしていた市外の認知症グループホームに入居，訪問終了となった.

家族のつながりをとりもどしたことで，トラブルは一時激減

　近隣トラブルが訪問の契機となった事例．Bさんには抗認知症薬や向精神薬は処方しておらず，**安心の確保**がトラブルの解消につながった．筆者は本事例を，BPSDをテーマとした別稿[3]で取り上げたことがある．しかし，同じ作りの建物が何十棟も立ち並ぶなか，自宅に帰りつけずにトイレに間に合わなくなったとすれば放尿エピソードもいたし方なかっただろうし，近隣宅への来訪や話しかけも助けを求めての行動とすれば了解可能であり，BPSDとあえて呼ぶまでのことはなかった，と現時点では思える.

　Bさんの妹さんが，住民と行政との会議に参加したときのことを「兄がご迷惑をかけたのですからこちらは何も言えませんが，あそこまで悪しざまに言わなくても……」と嘆きつつ語っていた．独居や高齢夫婦世帯が近隣トラブルを抱えることに関して，井藤[4]は問題の本質は**認知症高齢者を地域社会が許容することの困難さ**にあるのではないか，と述べており示唆的である．ともあれ妻子とも同胞とも断絶し，デイサービスにも馴染めなかったBさんの安心の種は同胞の作る「おふくろの味」だけだったのかもしれない.

Case 3

一見独居に支障がなさそうだけれど，認知症が進行しつつある80歳代男性（Cさん）

　妻に先立たれ戸建てに独居．Z−2年に小脳梗塞で入院．その際多発性脳梗塞も指摘された．次第にパーキンソン症候群と認知症が進行し，通院困難となってZ年2月に当院に紹介された．一人娘が市内に住んでいて，週末に食物を持参し様子を見に来るが，運動器系の持病のため介護は不可能で，同居もできないという．

　訪問開始時，言動は迂遠ながら記銘力はそこそこ保たれ，週2回のデイサービス，週3回のホームヘルパーという1週間の予定もおおむね把握できていた．自宅内つかまり歩行可，排泄は自立，デイサービスで入浴も済ませており，一見独居が成り立っているように見えたものの，2回目の訪問時，Cさんは炬燵による下腿の低温熱傷に全く気づいていなかった．Z+1年元旦には筆者が虫の報せで訪問すると，折しも鍋の煮物が黒煙を上げているところだった．一人暮らしの不安や不自由を問うても，Cさんは「妻と暮らしたこの家を離れたくない」ときっぱり答え，娘も住み替えには及び腰であった．

　Cさんの認知症はゆっくりと進行し，折々気道感染や小外傷に往診で対応する程度で独居生活はさらに続いたが，Z+3年の3月，筆者が卓袱台の下に金槌があるのに気づき娘に問うたところ，少し前から「あいつが来る」，「盗られる」と金槌や包丁を身の回りに帯びるようになっているという．その次の訪問時改めて「元気なうちに」と認知症グループホームへの住み替えの提案を行ったところ，Cさんはあっさりと同意し，見学2軒目のグループホームにZ+3年7月に入居した．入居後はBPSDを呈することなく他の入居者とも穏当に付き合い，「ここに来てよかった」との発言も聞かれた．Z+7年ホームで亡くなるまで，当院からの訪問診療も継続した．

住み慣れた家が,安住の地ではなくなることも

　認知症のステージが中等度になると,独居の認知症の人は住み替えを余儀なくされることが多いとされる[5]．認知症軽度のステージを**社会生活の障害**時期とすると,中等度は**家庭生活の障害**時期とまとめることができる．失認・失行が出現・進行することで簡単な調理もできなくなるほか,比較的変化の少ないADLである更衣・整容・洗身なども独力では行えなくなり,ともすれば重篤な傷病や事故の発生へとつながっていく．こうして安全に生活するための援助・介護を「点から面」に拡大させる必要性が増した結果,**独居の終わり**を迎えることとなるのである．

　Cさんも訪問導入当初から独居が危ぶまれる状態であったが,Cさんの「この家を離れたくない」という強い意向を前に住み替えの強要ははばかられた．しかし凶器を帯びるようになったエピソードは,Cさんにとって自宅がもはや安住の地ではなくなっていることを示すように思われた．Cさんがあっさりと住み替えに応じたのは,この推測が間違っていなかったことを示唆すると同時に,筆者らとの年余にわたるお付き合いに免じて,という要素もあったかと思われる．**住み慣れた地域で最期まで暮らすこと**へのささやかな支援として,しかるべき住み替え時期の見極めと,診療の継続を行った事例である．

 まとめのひとこと

　認知症をもつ独居の人が今後ますます増加していくことは確実である．いわゆる困難ケースが数のうえでスタンダードとなっていくのである．まず社会全体の課題として受け止めることが肝要であるが,同時に臨床家の対応能力の向上も不可欠であろう．在宅医の視点や手法が参考になれば幸いである．

文献
1) 粟田主一:認知症施策推進5か年計画の新たな展開に向けて．精神神経医学雑誌118(2):70-77, 2016.
　＜新オレンジプランの概説と東京都など各地の取り組みを包括的に紹介＞
2) 松本一生:老老介護,認認介護など．臨床精神医学45(5):699-703, 2016.

＜豊富な自験例を元に独居の認知症の人や認認介護の実態を報告＞

3) 北田志郎：認知症患者に生じたせん妄や問題行動（BPSD）．日本家庭医療学会（編）：プライマリ・ケア救急―即座の判断が必要なとき．pp304-309, プリメド社, 2007.
   ＜在宅医療で遭遇する認知症の人の, せん妄および BPSD の見極め方と対応を概説＞

4) 井藤佳恵：独居あるいは高齢夫婦世帯で迎える認知症―近隣トラブルを通した考察．老年精神医学雑誌 24(11)：1117-1123, 2013.
   ＜独居・老老世帯の激増に対し地域の意識変革が必要と提言＞

5) 北田志郎：認知症のステージアプローチ．川越正平（編著）：在宅医療バイブル．pp488-492, 日本医事新報社, 2014.
   ＜認知症のステージに応じた援助方法を医療介護連携を軸に概説＞

（北田志郎）

課題をかかえた患者さんは医療・介護にこうつなぐ

こんなときどうする？②

受診を拒否する人への対応

> **ポイント**
>
> ・受診を拒否する人は「困った人」？　まずは心情を想像してみる
> ・共感してもらえている，と本人が感じられるようなアプローチを
> ・いったん受診につなげても，その後の中断リスクが高いことを忘れない

　認知症を疑われているが受診を拒否する人に対して，医師はどのように感じるだろうか．受診を拒否する人に対してどちらかというと慣れている精神科医や小児科医は，日常業務の一環としか感じないかもしれない．しかし認知症のある人を多く診ることが求められている非専門のかかりつけ医にとって，受診を拒否する人への対応は戸惑いを隠せないだろうし，「困った人」としか見えないかもしれない．

　実際，受診を拒否する人への適切な対応を学ぶ機会は，筆者が受けた頃の医学部卒前教育にはなかったし，苦手になるのも当然である．「受診を拒否している人を診て問題が生じたときの責任をどうするか」といった法的な問題点を指摘し，受診を拒否しているのであれば積極的に診るべきではないという意見を聞くこともある．

　しかし受診を拒否しているからといって何もしないことは，認知症があるために生じている問題が解決されるきっかけを奪うことになりかねない．

認知症のある人は強く自覚しないまでも，記憶力の陰りを感じ不安を抱き，もの忘れを指摘され自尊心を傷つけられ，認知症と診断されることへの恐れを抱いていることが少なくない．受診を拒否したくなる気持ちも当然生まれやすいだろう．

　もちろん医師は認知症を治せない．しかし医師だからこそできることがある．それは適切な鑑別診断や介護につなぐことである．**回復可能性のある病態を見出すことや，回復困難だとしても介護につなぐことは，受診を拒否している人にとって大きなメリットになる**のではないだろうか．

　とはいえ，筆者は受診を拒否する人への対応を得意としているわけではない．失敗を重ね，経験豊富な医師，看護師，介護職の先達から学んでいる身にすぎない．根拠をもとに述べるというわけではない点にご留意いただきたい．

　それでは次に，受診を拒否する人への対応の失敗事例と成功事例を提示する．事例は「受診を拒否する人への対応」の要点が明確になる範囲内で，個人が特定されないよう修正を加えた．

Case 1

失敗例：もの忘れが顕在化し，夫が自身の検査を口実に受診させた 70 歳代女性

　夫，長男と同居．3 年前からもの忘れが顕在化し，半年前からは夫や長男からもの忘れを指摘されるたびに口論を繰り返していた．夫や長男が受診を勧めるも拒否するため，長男に「もの忘れが増えている親父の受診に付き添ってくれ」と説得され，夫とともに当科を初診した．

　問診票には夫の記載で「私の検査目的ということで受診しましたが，本当に診てもらいたいのは妻です」と記されていた．担当医は夫の診察をするふりをしたのちに，「ところで奥さんはご自身のことで心配なことはありませんか，年齢を重ねるともの忘れとか増える方が多いですが」と切り出した．すると本人は「あんたも私がボケたって言うの！」と担当医に対して怒りを向け，さらに隣席する夫に対して「あんた騙したでしょう」と罵り，診察室を退席した．その後，再受診には至らなかった．

| Case 2 |

成功例：「健康診断のため」という説得で来院した80歳代女性

受診を拒否していたが，同居する長女が「健康診断のために」という理由で説得し，半ばだまされるような状況で来院した．様子を察したようで，「騙された」，「まだボケてない」と待合室で口汚く長女を罵っていると看護師から報告があがった．診察室に入室する際は長女に腕を引かれながら「何するの」，「警察を呼ぶよ」と長女を罵り続け，無理やり椅子に着席させられた．

担当医はまず本人と視線を合わせ「大変でしたね」とねぎらいつつ，「痛いところはないですか」，「気分は悪くないですか」と問いかけた．本人は「どこも悪いところはない」，「ボケてない」と担当医も罵った．担当医は「年を重ねてもの忘れが増えると失敗が増えて自信もなくなるでしょうし，それに加えて家族からボケたなんて言われるとショックですよね，怒りたくもなりますよね」と本人に対して指摘した．すると本人の怒りは徐々に和らぎ，担当医の質問に拒否することなく答えるようになった．もの忘れの背景には身体疾患が潜んでいることがあるということ，診察と検査を受ける必要性を説明し次回再診の約束を取り付けた．

本人が血圧測定，血液学的検査，心電図検査を受けている間，長女には苦労をねぎらいつつも，もの忘れが増えるに伴う本人の心情を伝え，もの忘れに伴う行動を指摘したり叱ったりしないことが望ましいことを伝えた．本人の同意を得て看護師から地域包括支援センターに情報提供し，近日中に患者宅を訪問してもらうように調整した．

拒否する理由を想像して対応する

家族に同調し過ぎると，拒否感情を強めてしまうことも

受診を拒否する人の場合，介護する人が「家族の受診に付き添う」，「脳ドックを受ける」のような理由で受診に誘導し，結果的に騙すように医療機関へ連れてこられることがある．そうしたとき，医師は介護する人の苦

労に重きを置いてしまい，そうした理由に同調した診療姿勢をとってしまいやすい．こうした姿勢がよい結果を生むこともあるかもしれないが，筆者は苦い結末に至った記憶のほうが多い．Case 1はその典型といえる．

　認知症のある人は記憶障害や見当識障害があっても，相手の態度を察する能力を保っていることが多い．したがって，**介護する人が作り出した苦し紛れの受診理由に同調しすぎると，最初に重要な医師患者関係を最悪なものにしかねない**．なんとか通院にこぎつけたとしても，医師に対して猜疑心を抱きやすくなり，結果的にその後の療養指導や薬物療法に悪い影響を及ぼしてしまうようだ．

　Case 1では家族に同調しすぎた結果，家族を診察する演技をせざるをえなくなり，本人へのアプローチに無理が生じているといえるだろう．結果的に本人は医師に対して猜疑的になり，拒否する心情を逆に強めてしまっていると推察される．

　受診を拒否する人には，記憶障害があることを自覚しつつも，それを指摘されることで自尊心が傷つくこと，認知症であると言われることへの恐れ，不安がある．したがって受診を拒否する人への対応に際して，介護する人側の立場に立った姿勢で診療に臨もうとすると，本人にとって医師は介護する人と同様にもの忘れを指摘し，叱る人として認識されてしまい，拒否感が増幅されかねない．**拒否している本人の心情を想像し，不安感，恐怖心，自尊感情の傷つきに理解を示している態度，言葉を示すことが求められる**．Case 2ではこうした医師の姿勢が効を奏し，次第に拒否する心情が和らいでいることが推察される．

対話を重ね，関係性を築いてからのアプローチでも遅くはない

　認知症のある人にアプローチするには，認知症のある人が会話に困ることがないように配慮することも求められる．記憶障害や見当識障害のある人は，過去の体験を並べ順序立てて思いを表現することが苦手になっている．できるだけ「今，どのように感じているのか」に標的を絞り，**記憶障害や見当識障害によって本人がどんな心情を抱きやすいのかを代弁する**ように「……のようにお感じになる方が多いですが，いかがでしょうか」と説明すると，本人にとっても共感してもらえている感覚を抱きやすいようだ．

状況によっては，精査を受けてもらうことを急がず，保持されやすい長期記憶を生かし，生育歴を中心とする会話を重ね，関係性ができてから精査につなげるという対応も求められるだろう．

家族の本人への関わり方に気を配り，受診中断リスクを減じる

　本人へのアプローチだけではなく，家族への配慮も大切になる．受診を拒否する認知症のある人の場合，受診につなげるまでに家族は疲弊していることが多い．また家族の関わり方が受診を拒否する心情に影響を及ぼしていることもある．**家族にはそれまでの不安や苦労に理解を示し，ねぎらいつつ，望ましい関わり方を提示しながら，大切な人が認知症になっていることへの受容が進むよう見守り援助する姿勢が求められる**．本人への対応のために，医師の手がそこまで回らないときには，診察前に看護師らを介して，家族の苦労をねぎらい，共感を示しつつ，欺くような理由による診察は避けたほうがよいことを，家族に事前に伝えておくとよいだろう．

　受診を拒否する人の場合には，いったん受診ができても，今後受診が中断してしまうリスクが高いことを想定した対応も求められる． Case 2 では早々に地域包括支援センターにつないでいるが，これは介護認定や介護サービスの調整のためだけではない．最初の対応がどんなにうまくいったとしても，受診を拒否する心情がぶり返すことは往々にしてあることだし，家族の関わり方もすぐさま変容するわけではない．受診を拒否する心情が消え失せたかのように見えても，初診後帰宅してから家族との口論が再燃し，再診につながらないという状況も生じやすい．**早い段階で地域包括支援センターにつなぐことは，再診が途絶えそうになっても，援助につながり続けることができ，本人と家族が孤立しないようにするうえでのポイントになるだろう**．

まとめのひとこと

　受診を拒否する人への対応について，事例を交えて概説した．多くの医師は受診を拒否する人がいるというだけで，「やっかいな人が来た」と思ってしまうのではないだろうか．多くの医師は自ら進んで診察室を訪れ，診療に協力的な人を得意とするのが普通である．受診を拒否する人に対して

苦手意識を抱くのは当然であろう．しかし認知症のある人は認知症があることによって，受診を拒否したくなるのであって，決してその人の性格だけでそうなっているわけではない．**認知症のある人の受診を拒否する心情を想像し，生きづらさを理解する**ということは，当たり前のことかもしれないが，これを意識することは診療姿勢によい影響を及ぼし，拒否する心情による苦しみを和らげ，援助につながりやすい状況を生み，認知症のある人の孤立しやすさを変えてくれるのではないだろうか．

文献

参考文献

本田美和子，他：ユマニチュード入門．医学書院，2014.
＜拒否や易怒性のある高齢者に適切なケアをするために必要なコミュニケーションの技法を学ぶことのできる必読の一冊＞

（大石　智）

課題をかかえた患者さんは医療・介護にこうつなぐ

こんなときどうする？③

受診後，音沙汰のない人への介入

> **ポイント**
>
> ・受診というかたちでなくても，医療とつながりを持ち続けることは重要
> ・家族がいる場合は，家族の代理受診を介して本人に働きかけることができる
> ・地域のスタッフと情報共有し，必要なときに適切な医療提供を行う

　受診後認知症と診断されるも，その後音沙汰がなくなった人に対して，医師はどのように感じるだろうか．訪問診療，往診をされているかかりつけ医の場合には，状況に応じて自ら自宅へ赴き診療することができる．一方，勤務医の多くは訪問診療や往診を気軽にできるわけではない．大丈夫だろうかと気をもみながらも，なすすべなくあきらめる医師が多いのではないだろうか．あるいはちょっとほっとする医師もいるだろう．

　何しろ特に非専門医にとって，認知症のある人は「手間がかかる」，「やっかいな」人として認識されがちであるし，多忙な外来診療のリズムを乱す存在として映りがちかもしれない．認知症を多く診ていると思われている精神科医，神経内科医，脳神経外科医のなかにもそのように感じている医師が少なくない．したがって，受診後に音沙汰がなくても，「そんなに困ってないのかもしれないな」と都合のよい理由で自分を納得させたくなったことが筆者自身もある．

もちろん，なかには積極的に通院しなくてもよいと判断する人もいるかもしれない．「AD は根本的な治癒を望めないし，抗認知症薬の有効性も限界があるのに，通院することに意味はあるのだろうか」，「通院するたびに自分が（あるいは大切な家族が）認知症であることに直面させられ，つらくなるなら，通院しないほうがましではないか」という理由は，ある意味では合理的と思われる．医学は認知症を根本的に治せず，認知症を前にして無力である．だから通院しないという判断も完全に否定することはできない．

　しかしそれでも筆者は，認知症のある人が医療につながることに意味があると考えている．認知症のある人が医療につながる理由は，①適切な鑑別診断を受けるため，②本人が張り合いを取り戻し，家族が受容できるよう援助を受けるため，③要介護認定区分見直しに資する評価を受けるため，④必要に応じて地域の看護，介護職らが医学的な助言を得るため，あたりになるだろうか．②は医師でなくてもできることかもしれない．有能な看護師，保健師，介護職のほうが上手なこともある．とはいえ，地域の看護，介護職らの援助能力には少なからず差があり，彼らにすべてを委ねるというわけにもいかない．また，①，③，④は医師に求められることであり，その求めに応じた役割を果たす必要があるだろう．

　そこで，ここでは医師が「受診後に音沙汰がない人への介入」をどのように考えて実践すべきか，事例を交えながら概説することにしたい．なお，事例は個人が特定されないよう修正を加えた．

Case

娘に促され受診するも，その後の通院や介護サービスの利用を拒む 70 歳代女性

　60 歳代で夫が死去してから独居．交通外傷で片側腎切除の既往がある．近所に長女夫婦が暮らしている．長女によれば，元来プライドが高く人の世話になることを嫌っていた．亡夫は死去する以前から「もの忘れが増えていて俺が死んだ後が心配だ」と言っていたが，夫が亡くなる前までは日常生活で困ることは目立たなかった．

夫の死後，同じ内容の電話を長女に繰り返し，冷蔵庫の食料品が腐ってしまうことが目立つようになった．長女が足繁く通うようになると「まだもうろくしてない」，「余計なことをするな」と長女と口論を繰り返すようになった．もの忘れが増えていることを心配した長女に強く勧められ，長女とともに当院当科を初診した．

　MMSE は 18 点．日時の見当識障害，遅延再生の減点が目立った．遂行機能障害は目立たなかった．頭部 MRI ではびまん性の大脳萎縮以外に異常を認めず，脳波は異常所見なし．血液学的検査で軽度腎機能障害があり，血圧は高値を示した．AD と診断された．

　高血圧と軽度腎機能障害に関して，かかりつけ医に情報提供し通院を勧奨した．服薬の管理，一人で過ごし困惑する状況を減らすための要介護認定の手続き，訪問や通所のサービス調整について地域包括支援センターに情報提供とともに依頼した．その後，通院は数回で途絶えた．長女の代理受診は継続された．元来，他人の世話を嫌う傾向もあってか，ケアマネジャーの訪問も嫌い，勧められたデイサービスを見学しても「あんな年寄りの集まるところに行っていたら余計に老け込む」と通所を拒んだ．ヘルパーの利用も拒否した．唯一，地域包括支援センターで定期的に開催している体操教室には，近隣に住む友人に誘われ通い続けた．かかりつけ医から処方された降圧薬の服用を忘れたり，余分に服用してしまうことが目立った．また長女との口論は繰り返され，貴重品を見失うと長女宅に電話し「あんたが盗んだだろう」と長女の夫を責め立てた．

援助を途切れさせないために

"細く長く"医療につながっている状況をつくる

　「受診後に音沙汰がない人」には，病識がないために通院の必要性を理解できない人もいるだろう．しかし認知症のある人の多くは，厳密な意味での病識がなくても，もの忘れが増えていることに伴う戸惑い，不安，孤独感，自尊感情の傷つきなど，生きづらさへの自覚はあるように筆者は感じ

ている．認知症があっても，その生きづらさが地域住民に理解され，さりげ
なく手助けされる状況があれば，通院などせずとも安心して暮らしていく
ことができるかもしれない．

　しかし残念ながら，そのような地域はまれである．認知症になった人も
家族も，そうした事実を他人に隠さざるをえず，孤立しやすい状況になる
ことのほうが多い．また認知症は進行し最終的にはさまざまな神経症候が
生じるようになる．高齢になるに従い，身体疾患の罹患リスクは高くなる．
医療による身体的な援助も必要になる．　Case　も高血圧症を併存してお
り，今後，脳血管障害や他の循環器疾患を発症するリスクがあり，医療が関
与し続ける必要性がある．

　このように，認知症が生み出す孤立しやすい状況と予後を見据えると，
「受診後に音沙汰がない人」になったとしても，**何らかの形で細く長く医療
につながっている状況を作ることが望ましい**．

代理受診を通して，家族への援助も

　細く長く医療につなぎとめるためには，家族がいる場合には代理受診を
継続するとよいだろう．その**苦労をねぎらい，大切な人が認知症になった
ことが受容されることを見守りながら，家族を援助する**ことは，結果的に
本人への家族の関わり方を適切なものに近づけ，行動障害や心理症状の軽
減や予防に寄与するだろう．嚥下，歩行など予測される身体的変化につい
て説明しておくことで，**身体面への医療，介護上の援助が適切なタイミン
グで実施できる**ことも期待できる．

　　Case　では代理受診する長女は母親の認知症による変化に戸惑い，物盗
られ妄想の対象となった夫と母親の関係性の変化に苦悩していた．放置す
れば長女の夫婦関係の破綻も懸念される．こうした状況のなかでは本人へ
の援助と同等かそれ以上に，長女への援助が重要になる．代理受診を通し
て長女への援助を継続したことは，「物盗られ妄想」の軽快に少なからず影
響したと推察される．

援助の主役は地域のスタッフ，同じ目線で情報共有を

　代理受診できる家族がいない場合には地域包括支援センターやケアマネ

86　第2章　認知症診療，こんなときどうする？

ジャー，施設職員らと協働するとよいだろう．その際には**地域のスタッフ
と同じ立ち位置を心がけたい**．地域のスタッフは既存のヒエラルキーを意
識しやすく，医療に対してまだまだ遠慮深い．医師のほうが大上段に構え，
「お医者様」然としてしまうと，必要な情報がタイムリーに届かないことに
なる．**折に触れて連絡を取り合い，カンファレンスの場を設け，意見交換し
やすい状況を作る**こともよいだろう．医師が多忙なら，所属機関の看護職，
事務職，社会福祉士，精神保健福祉士らと役割分担し，地域包括支援セン
ターや自治体の高齢者支援担当課に連携のキーマンになって調整してもら
うことも有効である．現在，各地で認知症初期集中支援チームの事業が拡
がりつつあり，本事業につなぐことも有効かもしれない．

　`Case`では代理受診できる家族がいたが，受診状況を折に触れて地域包
括支援センターと共有した．関わる援助職とできるだけ情報を共有するこ
とは，援助の質を高めるだけでなく，認知症のある人，家族の孤立しやすい
状況を避けるうえで重要になる．代理受診できる家族がいても，こうした
地域スタッフとの協働が求められる．

　医療は認知症を治せない．医療が認知症のある人に役立てることはわず
かに過ぎない．**援助する側の主役は医師**というよりも地域のスタッフであ
る．彼らに対して医学的な立場で助言するなどの役割を果たしつつ，認知
症のある人が孤立しないよう，細く，長くつなぎとめながら，身体的な急変
時など積極的な医療的介入が必要な際には適切なタイミングで実施できる
よう整えておくことができるとよいだろう．

Case:その後

　代理受診の際に長女の苦労をねぎらうとともに，本人が抱きやすい
心情について説明し望ましい関わり方について説明を重ねた．長女は
本人のもの忘れや失敗を指摘せず，叱らず，貴重品をしまいこみそう
な場所を把握し，見失っても本人が見つけることができるよう声かけ
をするよう心がけた．また服薬管理の工夫について薬局薬剤師に調整
を依頼し，薬剤師はかかりつけ医との相談のもとで服薬回数を1日1
回に減らし，一包化し，お薬カレンダーを活用できるよう，薬剤師が訪

問して調整を図った．
　デイサービス通所やヘルパー利用には至らないが，「物盗られ妄想」をうかがわせる発言，服薬間違いは減り，地域包括支援センターの体操教室通いは継続された．折に触れて精神保健福祉士を介して受診状況を地域包括支援センターに連絡した．長女の代理受診は継続され，機を見て本人の受診を促している．

まとめのひとこと

　受診後に音沙汰のない人に対して，どのような介入が求められるかを中心に，事例を交えて概説した．老老介護，独居高齢者が増加するわが国では，本項のテーマのような状況は増えていくかもしれない．認知症になっても孤立せず，必要時に適切なタイミングで積極的な医療を受けることができる状況を作るためにも，細くても長く医療につなぎとめておく姿勢が求められる．

文献

参考文献
ペ ホス：" 理由を探る" 認知症ケア―関わり方が180度変わる本．メディカル・パブリケーションズ，2014．
＜認知症のある人が示す行動の理由を理解し家族や援助職へ適切な助言をするための知恵を得ることができる1冊＞

（大石　智）

課題をかかえた患者さんは医療・介護にこうつなぐ

こんなときどうする？④

当事者の家族に課題がある
場合の対応

ポイント

- 介護家族の健康状態にも常に注意を払う．老老介護では夫婦両名の体調管理を
- 家族の過剰な要求には無理に応えず，一定の距離を保つ
- 医療だけでなく介護や福祉の視点ももつことで，認知症者と家族にとって信頼できるかかりつけ医になれる

　認知症によるさまざまな困難は1つの原因で起きるものではなく，生物学的な脳の変化，認知症の影響を受けたこころの変化，そしてその人を取り巻く環境の変化から来る課題が複雑に入り乱れるため，**生物-心理-社会**(bio-psycho-social)的な側面に**配慮**しながらサポートする必要がある．

介護家族のこころの移り変わり

　一般的な認知症介護の現場は家庭である．しかし，2000年4月に介護保険制度が始まってから，介護を担うのは家庭でありかつ女性の役割とされてきたそれまでの概念を覆して，介護の社会化が目指されるようになってきた．保険給付についても現金給付とせず現物給付にこだわることで，女性が介護から解放されることを目指した．家族が介護するとはそれほどま

でに心身に負担があることだからである．たとえ支援のプロであっても，わが家のことは，いつも他者を支えているようにはいかないことが多い．

　認知症の人を介護する家族の「こころ」の変遷を診断時から見つめてみよう．最初のこころのメカニズムの変化は，家族が認知症を告知されたときに起こる．家族内でも気づかれていたかもしれないが，改めて専門医療機関で診断されて告知を受けたときには多くの家族が驚く．「やはりそうだったのか」という時期を「**驚愕**」の時期と呼ぶ．その驚愕は長くはなく，家に帰ると介護家族のこころは次の段階に進んでいるものである．それが「**否認**」の時期である．誰もが聞きたくなかったことは聞かなかったこととして無意識のうちに忘却してしまう．その防衛機制は誰にもある無意識の心理的反応である．この時期に家族のこころがとどまる限りは周囲からいくら説明しても家族は認知症を認めない．

　しかしその時期はいつまでも持続しない．否認しようとしても，中核症状が悪化して本人から何十回にもおよぶ質問を向けられた家族は否認しきれなくなる．加えて認知症による BPSD が出た場合には「**怒り**」の反応が出てくる．そのようなとき，家族が誰かこころから信頼できる伴走者をもつことができれば，怒りは「**適応**」に変わっていく．このときに大きな力となるのがかかりつけ医の存在であり，医師が本人と家族の伴走者になれれば，家族は介護に適応できる．

　しかし認知症の症状は刻々と変化するため，一度適応できた家族も，新たな症状が出てくれば再び否認や怒りの段階に戻ってしまう．何度も行き来するこころの段階を支えきり，本人をも送ったのちに介護家族のこころは深い傷から「**再起**」する．一般的な介護の現場でもこのような変遷があるが，ここからは介護者にさまざまな課題がある場合に配慮すべき点を考える．

家族にこころの課題がある場合

　心理的な負担だけでも介護家族は疲弊して追いつめられる．まして，介護家族自身が心身に疾患や課題をもっている場合にはより注意深い支援が必要である．後にも詳しく記すが，介護者に認知症がある場合など，精神的

な疾患をもつケースもある．日常臨床でかかりつけ医として注意しなけれ
ばならないものとして，以下のような事例を忘れないようにしたい．

介護をきっかけに，精神的な不調に陥ってしまう場合

Case 1

介護者である妻がうつ状態になっていた70歳代男性（Aさん）

　大都市近郊に26年間住んでいるAさんは，今では子育ても終えて
夫婦2人暮らしである．妻のBさんは5つ年下で65歳．Aさんは70
歳になるまで嘱託で会社に継続勤務していたが，糖尿病が悪化した昨
年の夏に焦燥感とともに仕事上のミスが出たため，会社に申し出てこ
の春に退職した．

　家にいるようになって半年ほどしたころから，Aさんのもの忘れは
著明になった．並行してBさんのちょっとした振る舞いや言動にすぐ
腹を立てるようになり，Bさんはいつも夫の顔色を窺わなければなら
ない日々を続けた．

　ある夏の日，これまで通りに夫と通院しようとしたBさんが玄関で
靴を履き，家を出ようとしたとたん，Aさんが「お世話になりました．
私は家に帰らせてもらいます」とBさんにあいさつしたのである．こ
れまでの自分との30年以上の結婚生活が瓦解した衝撃から，Bさん
はその場に立ちすくんでしまった．

　いつものかかりつけ医に相談したところ，「Aさんは疲れていたので
はないか」と言われ，Aさんはその日，点滴を受けて帰宅した．そのよ
うな間違いはほぼ2日に一度くり返された．

　ある朝，今まで通りに受診するのを医師が待っていたが，いつに
なっても夫婦が受診してこない．自宅にも看護師が電話連絡したがつ
ながらず，その日から夫婦の通院は途絶えた．数週間後，たまたま地
域の民生・児童委員が医師のもとを受診した際，夫婦の話題が出た
が，そのときはじめて民生委員から「奥さんはご主人の介護でうつ病
になり，食事が全く食べられなくなって入院したらしい」との報告を

受け，医師は絶句してしまった．Aさんが「本人」，Bさんは「介護者」と思っていたこれまでのイメージが全く別の結果になってしまったからである．

■介護者の健康状態にも目を注ぐ

このようなことはよく起きる事態である．介護者のうつ病にも，介護ストレスや介護者の加齢による脳器質変化から思ったよりも多く遭遇する．ゆえに地域医療の担い手である医師は，認知症本人の対側にいる介護家族の健康状態にも常に目を注がなければならない．生活に関わっているケアマネジャーや地域包括支援センターなどとも（守秘に配慮しつつ）情報を交換するように，日頃から考えることも大切である．妻の認知症を介護していたはずの夫が，数年後には妻より重い認知症になっていたこともある．夫がより高齢で生活習慣病をもっている場合なども多く，夫婦両名を視野に入れて体調管理をする役割がかかりつけ医には求められる．

介護者にもともとメンタル領域の疾患がある場合

もともと統合失調症などを抱えている介護者では，急性の幻覚妄想状態になると，あることへのこだわりや事実と異なる観念が沸き上がって，一時的に介護者としての冷静な判断力が欠如する場合がある．ただし，人権面から特に強調しておきたいのは統合失調症や幻覚妄想状態のある人が常に「何も判断ができない人」ではないということである．急性期の幻覚や妄想が判断力を低下させていなければ介護者としての判断力も伴う．ゆえにかかりつけ医，勤務医として偏見の目をもたず，しかし介護者のこのような状況が現実検討能力を低下させていないか，常に留意して専門医へのコンサルテーションをすることが必要である．

感情障害であるうつ病や躁病の場合にも，気分が上下するだけではなく状況判断能力が低下するときがある．躁状態にあれば自分には何でもできるといった「自己万能感」や金銭を浪費する傾向が出やすく，反対にうつ状態になれば自責の念が表面化して何も介護できないほどに行動や思考が停止する．

92　第2章　認知症診療，こんなときどうする？

■感情面の変化が激しいときには，決定事項を先送りする

　感情の変化が明らかに目にとまった場合には，それ以降の介護における重要事項への判断力を欠く場合があるため，できるだけ専門医と相談することに加え，その状況にある介護者には本人の「この先」を決定するような（たとえば施設入所や介護家族の交代など）事項についての決断を先送りさせ，介護者の感情面が落ち着いてから決定するようにしなければならない．躁やうつも急性期を過ぎれば判断能力は回復する．多くの人は急性期に決定した重要事項について，後になって「なぜこんな決定をしたのだろう」と不思議がることが多い．それだけ判断能力が一時的に低下するからである．

介護者のパーソナリティに課題がある場合

　この場合の介護者は精神疾患ではないが，**人格の面で対人接触が成長する中途で停滞している**．われわれは大人になると他者のなかにもよい部分と悪い部分があることを知るようになり，両者を足し引きした結果，それでも自分にとって相手は大切な人であると感じて関係性を続けていくものであるが，パーソナリティの成長が中途になると他者に対して過剰なまでの期待感をもつ反面，それがかなわないと一気に価値を切り下げてしまう傾向がある．代表的なものが境界性パーソナリティをもつ介護者である．

　受診の際，「先生のような素晴らしい医師は見たことがない」と過剰な期待をもたれたとしても，3か月ほどのうちに介護者の期待に添わない結果が表面化したとたんに豹変する．100か0かの判断をしやすい介護者である．怒りの抑制が効かない人もいて，母親が特別養護老人ホームに入居した次の日から施設に対する過剰なまでの要求をし続けた例もある．つまり，他者との「対象恒常性」が保てないのだ．他人の手を借りることなく何でも自分が背負い込んできた介護を，一度介護専門職が入ったとたんにすべて任せきりにし，しかもその介護職への過剰なまでの要求がとどまるところを知らないほどに高くなっていく場合がある．いわゆる「モンスターケアラー」である．介護職はもちろん，かかりつけ医も勤務医の外来でも，そのようなパーソナリティの介護者を支える場合には，注意しなければ過剰な情緒や極端な行動変化に巻き込まれる．心理的な距離を保つには専門医に相談することが大切である．

> **Case 2**

対人関係をうまく築けない娘が，介護スタッフや医師と衝突してしまう70歳代女性（Cさん）

　独居しているレビー小体型認知症（DLB）のCさん（72歳）には37歳の娘，Dさんがいる．Dさんは学生時代から学業は優れていたが他人との交流がうまくいかず，不満があれば怒りを爆発させ，対人関係も長くて3か月しか続かない日々を送ってきた．就職しても季節ごとに勤務先の上司や同僚と仲たがいしては辞め，現在は無職である．

　生活は幸いにしてCさんの夫が残した不動産収入で困ることはない．そんな母娘に介護の必要性が生じ始めた．Cさんに認知症症状が出始めたからである．これまでも母娘の関係がうまくいかず常に喧嘩をしてきたが，今度こそ娘として母親をしっかりとケアしようと決意した娘は，いくら周囲から「介護保険のサービスを導入して無理なく介護しなさい」というアドバイスを受けても承諾せず，数年にわたって一人で介護し続けた．

　ある冬，感冒をこじらせ近医の内科かかりつけ医を受診した際，その医師から勧められた介護保険の手続きの提案を受け入れて，初めて要介護1の認定が出ることになった．

　そしてCさんは週に3日デイサービスを利用するようになったが，通所を始めてから7日ほどした頃から周囲に対する粗暴な行為が目立つようになった．BPSDが表面化し始めたのである．Dさんはそのことでデイサービス職員を責めた．「あなたたちが母を悪くしている」と．そしてかかりつけ医のもとにも行き，デイサービスの不満を一気にまくし立てた．その様子を見て臆した医師が，「ケア体制にも限界があるから……」と発言したとたん，Dさんの態度が豹変して「これまで何でもわかってくれる先生だと思っていたけど，本当は悪魔みたいに冷たい医者ですね」と言い放ち，診療室の窓ガラスをたたき割って出て行った．

■無理難題には応じず，負担は皆で共有して対応を

　このDさんは他者との「対象恒常性」を安定して持続することができない．わかりやすく言うと，他人との関係で100％の期待を込め，それに応じてDさんの要求を100％受け入れない人は，彼女にとって「悪魔」になってしまう．くり返されるクレーム（Dさん自身はクレームとは思っていない）のために，かかりつけ医など医師はもとより医療機関のスタッフが心理的に疲弊してしまうことが多い．

　介護現場では「パーソンセンタードケア」すなわち，ケアを受けている側の気持ちに寄り添う介護の提供が求められているが，このような介護者の要求をすべて受け入れることがパーソンセンタードケアではない．要求を何でも受け入れることはむしろ控えて，介護者の状態を見極めることが大切である．

　このような介護者に対しては，かかりつけ医など地域の医師だけで対応するのではなく，ケアマネジャーをはじめ訪問看護ステーションやホームヘルパーステーションとも介護者の特性をよく共有しあって，**負担を皆で分け合いながら支援体制を維持する**ことが**不可欠**である．介護者という「対象」との距離を一定に保ちつつ，心理的に大きな負担がかからないようにすることが大切である．当初の過剰な期待感に応えようと無理難題を聞いていると，要求がエスカレートするため注意が必要である．

自死（自殺）のおそれがある場合

本人にも，自死（自殺）の可能性がある

　認知症の人はもの忘れや了解の悪さが表面に出やすいが，実際の現場では自ら死を選ぼうとする人もいる．**図1**に示したのは，筆者の外来において自死（自殺）をほのめかす発言をした人と，実際に自死企図（首をひもで縛るなど）に及んだ人を示したグラフである[1]．

　自死（自殺）の企図は認知症が中等度～重度になった人には出にくい．認知症がわが身に起きていることに対する自覚（病識）があり，かつ認知症が軽度である人が診断，告知を受けて愕然とし，その後の精神的な支援がない場合，絶望した場合に自死（自殺）を選ぶことがある．「認知症の人は自殺

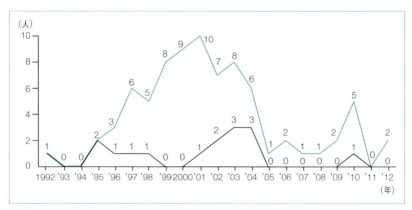

図1 自死を示唆する発言と自死企図
上段（——）の折れ線グラフは自死（自殺）をほのめかす発言をした認知症の人の数，
下段（——）は発言にとどまらず自死（自殺）を試みた人の実数を示す．
（松本一生：介護職と支える認知症―私の診かた．p41，ワールドプランニング，2015より改変）

しない」といった意見や「自死（自殺）＝うつ病」という印象が一般的だが，認知症初期にも油断できないことを知っておくことが重要である．

介護者が本人とともに自死（自殺）を考えているとき

　介護者が熱心に介護するゆえに，思い詰め，行き詰まることもある．熱心すぎる介護者こそ「もう，先に希望はない」と思い込んで本人を連れて死を選ぼうとする傾向にある．単身で，周囲との付き合いもなく自らの親を介護している場合には，誰の意見も聞くことなく淡々と介護する日々が繰り返される．そんなときに認知症のBPSDが表面化したことがきっかけとなって死を選ぼうとした例もあった．

　日常診療の現場で最も大切なのは，介護に行き詰まりそうになっている「生真面目で実直な」介護者を，どのようにして介護破綻から守るかを知ることである．長く認知症の人と家族を地域で支援していると，これまでに経験した事例のカルテから，認知症介護に行き詰まる介護者にはいくつかの特徴があることに気づく．事例を見ながらチェックすべき点を述べてみたい．

Case 3

1人で介護をしていた70歳の息子が，思い詰めてしまった90歳代女性（Eさん）

　ADを発症して4年になる93歳の女性，Eさんは古くからある下町のアパートに息子と住んでいる．70歳になる息子のFさんは妻と死別した後，仕事も定年で辞し，今はEさんを自宅のアパートに呼び寄せて介護生活をしている．Fさんには2人の娘がいるが，それぞれ県外に嫁ぎ家族をもっているために，なかなか2人とも介護でアパートを訪れることはない．半年〜2年に一度ほど顔を出すだけの関係になり，Fさんもそのような娘たちにEさんの現状をあまり語りたがらず，いつの間にか関係は疎遠になっていた．

　ある冬の日，Eさんが発熱した．38.6℃を超え，ほとんど経口では栄養がとれなくなった．Fさんは何度もEさんを内科医院に連れて行こうとしたが，本人の拒否にあって在宅療養を続けるしかなかった．しかし，発熱から3日目の夜7時頃からEさんの様子が変わった．いつもの表情がなんとなくぼんやりして，普段なら決して見せることがないような興奮や乱暴な言葉遣いになった．

　困ったFさんは内科かかりつけ医に電話して往診を頼み，在宅療養支援診療所を掲げていた医師は夜間の往診を引き受けてくれた．ところが医師がアパートで診察をしようとした途端，Eさんは見たことがないような言葉遣いになって医師につかみかかろうとした．小柄でおとなしい性格のEさんがあまりにも激しい態度になったため，あわてたFさんはEさんを制しようとしたが，その際に誤って腕がEさんの下あごにあたり転倒してしまった．結局その晩は全く寝ることなく混乱が続き，次の朝になってうとうとし始めたEさんは，その日の午後2時まで眠り続けた．

　その晩も同様の混乱が起き，Fさんはかかりつけ医に連絡した．次の晩もその次の晩も……．医師もさすがにこのままの状況では介護が破綻すると考え，「明日，精神科医に紹介する」と説明した．医師としてEさんが適切な医療を受ける必要性を感じ，介護者であるFさんの

ことも考えての提案であった．しかしFさんは激しく抵抗した．「精神科などには行かせたくありません」と拒絶する背景には，母親だけは精神科を受診させたくないというFさんの思いがあった．

医師は何もできずその後も時に応じて対応していたが，ある日，Fさんから電話があり，「もう希望がないと思い母親の首を絞めてしまった．自分も首を吊ったが死にきれず，はっとして救急車を呼んだ」と連絡してきた．その言葉を聞いた医師は無力感が広がり電話口で座り込んでしまった．

■医師個人の努力には限界がある．社会資源も活用し，介護者が孤立しないよう目配りを

この場合，かかりつけ医は無力だったのだろうか．そうではない．自分ができる範囲で要望に応えて点滴をし，その後も見守り続けたのだから．しかし，認知症の介護は日々続く生活のなかでのサポートが必要である．医師が努力しても，医療という限られた支援の枠組みのなかでは限界がある．それゆえこうした場合には医師として守秘には気をつけながらも，できる限り**多くの社会資源との関わりをもってもらうことで介護者が孤立し**ないようにすることが大切である．たとえば，

- 家族会の集まりや電話相談の活用(同じ立場の介護者が心を許して支え合える)
- 地域包括支援センターへの相談(相談に乗ってくれる人が常駐している)
- 地域の認知症サポート医の活用(困ったときに連携できる専門医)
- 認知症カフェなどの利用(日ごろから介護環境を閉ざさない)

などが考えられる．

ただし Case 3 の場合，介護者である息子のFさんもまた70歳の高齢男性である．これまで仕事だけに生きてきた人が妻を見送り，その後，社会との交流がないなかで介護を続けてきたところに，母親Eさんの「せん妄」が起きた．このような介護者に対して「いつでも介護仲間のところに参加しなさい．デイサービスやショートステイを利用してFさんも息抜きをしなさい」というメッセージが届いたとしても，それを素直に受け止めるだろうか．おそらくFさんはその申し出を断り自分だけで介護しようとして

98　第2章　認知症診療，こんなときどうする？

追い詰められ，結果的には「これ以上，世間に迷惑はかけられない」と自死に至る可能性も出てくる．

そこで大切なのは，直接の関わりができなくとも，地域の社会資源が守秘を保ちながら連携して地域包括ケアの視点で見守り続けることである．かかりつけ医の役割はその連携の主導的立場に立つこと，しかもそれが家父長主義的なヒエラルキー構造の上に立つ「主導」ではなく，**コメディカルや介護・福祉職，そして介護者と同じ目線に立っていること**が求められる．そのためにはかかりつけ医として普段から地域ケア会議に参加することや，近隣で展開しているケアマネジャーをはじめとする介護・福祉職，との連携をしやすくしておくことが大切である．「医師は介護・福祉とは無縁」であるような考えを持つことなく，多職種が連携するための中心（ハブ）になることが求められる．

MEMO

近年急増している，負担の大きい介護形態

本項で紹介した事例のほかにも，家族それぞれの事情により，介護者が追い詰められたり，支援が行き届かなくなる場合は多い．かかりつけ医としての目配りが大切になるケースを以下に記す．

●遠距離介護

県境，さらに国境を超えた介護など，遠距離介護は急激な勢いで増えている．他の家族が動けないために主介護者が週に何度も市や県の境を越え交通機関を使って遠距離介護をする場合は，想像より介護者に負担がかかる．

とはいえ，九州の親を北海道から介護しに帰るなど，あまりにも遠ければ介護者も「超・遠距離介護」に限界を感じ，足りない分は地域の社会資源に委ねる決断をしている場合が多い．

しかし，相当な遠距離介護であるにもかかわらず介護者に自覚が乏しい場合，「私が介護するしかない」と，かなりの距離を行き来するケースがある．かかりつけ医として注意しなければならないのは，そうした，介護者がすべての介護を自分1人でしようとする場合である．周囲の介護

職や社会資源を十分に活用することをアドバイスする必要も出てくる．距離の遠さよりもいかに他人に介護を任せられるかが負担の重さを左右する大きな要因である．

●老老介護

現状では介護者全体の半数が老老介護であるという．当院のデータでは約75%が老老介護の状態で日々を送っている．100歳になろうかという母親を未婚で高齢になった78歳の娘が看ている例もある．

このような場合，最も留意すべきは介護者自身の疾患や体力の衰えが出てくることである．これからは「認知症の人は介護を受ける側，介護家族は介護する側」といった従来の考え方では対応できなくなる．いつ何時介護者が「介護を受ける側」になるかもしれないという危機感をもって日々の臨床に臨まなければならない．

かつて90歳近い夫が80歳過ぎの妻の介護を続け，数か月のうちに認知症による外出（「徘徊」行為と思われる）が激しくなった結果，夫が介護に行き詰まって妻の首を絞めた事件があった．追いつめられやすい介護状況には孤立して誰にも助けを求められない介護者がいることを認識し，日々の受診の際にかかりつけ医として目を配り，必要に応じて地域の福祉や介護職との連携を図らなければならない．

●認認介護

診療の際はもちろん，その後の介護や生活にまで視野を広げて診療・サポートしなければならないのが認認介護である．当院では外来に通院する人の1割弱が認認介護である．多くの場合，初診時には本人だけが認知症であったが，その後何年にも及ぶ通院の過程で，いつの間にか介護者にも認知症が始まるようなことがある．

日々のかかりつけ医への受診で気をつけなければならない典型例は，認知症の妻の介護者として来院してきた夫の脳血管に動脈硬化が起きて，気がつけば夫の血管性認知症が重篤化していることである．側頭の微小脳梗塞が重なると思考のうえで融通が利かなくなり，大切な決定をかたくなに断り続けるような介護者になる．介護支援が行き詰まる前に夫婦ともに診ておくことが大切である．高血圧（および動揺性血圧），糖尿病，脂質異常症など生活習慣病に伴って悪化するADや血管性認知症が介護者にも始まっていないかフォローすることで，事態の悪化を防ぐことができる．

介護の破綻を防ぐために

　社会がお互いに支え合うことの大切さを高らかにうたった地域包括ケアの概念は素晴らしく，介護を抱え込むことなく認知症の人自身や家族が地域で安心して暮らせるためにみんなで助け合おうという崇高なメッセージをもっている.

　しかし，そこに乗ってこない Case 3 の F さんのような介護者もいる．家族会で経験者からの体験を聞かされても「それはその人の話．うちとは違う」と言って聞き入れないかもしれない．そのときにこそかかりつけ医や地域病院の勤務医として**長年にわたりその人や家族を支えてきた医師の存在こそが大きな支え**になる． Case 3 に登場したかかりつけ医は事件のあとしばらく介護者の支援に対する自信を失ってしまったが，実は F さんが母親 E さんの首を絞め，自身も自死しようとして遂行しきれずに電話した相手がかかりつけ医であったことにこそ，とてつもなく大きな意味があった．医師は困った息子が最後のメッセージを伝えたいと思うほど信頼されていたからである．この役割こそ，かかりつけ医や地域病院で長年にわたり認知症の人やその介護家族を見守り続けてきた地域医療者に求められる「伴走者」の役割である.

　最後に，日々の診療でかかりつけ医や地域医療の担い手として注意していただきたい「介護者の発言」がある．この発言に気づいて見守ると介護の破綻を未然に防ぐことができる．以下に 3 つのポイントを記す.

- 介護者が「介護はつらくない」と言いながら，その一方で身体不定愁訴や体の慢性的な痛みなど，こころに代わって体が悲鳴を上げていないか見極めること．この点をしっかりと把握することで介護者が突然に体調を崩す一歩手前で防ぐことができる.

- 「私は自分の人生をかけて○○を介護する」といった情緒に巻き込まれすぎた発言をしていないか，自分の人生をしっかりと考えているかを見極めること．この発言こそ介護に行き詰まる際に最も頻繁に出る発言である．この発言に注意することで介護者の「介護の犠牲者」であるような認識を和らげ，介護ストレスの軽減に役立つ.

- 「私は誰の助けも借りずに 1 人で介護する」などと孤立した介護の決意

こんなときどうする？　④当事者の家族に課題がある場合の対応　**101**

などを口にしていないか，といった発言にも注意して介護者の絶望に明かりを灯す．

 まとめのひとこと

　読者の多くは地域医療の担い手としてすでに地域包括ケアの中核となる存在である．そこにこれまでの「医療」だけではなく，積極的に「介護」や「福祉」との連携を深め，介護家族との情報のやり取りをより深めることによって，認知症の人と家族にとって最も信頼できる人となりうる．

　認知症は現時点で完治できない．それゆえわれわれにもときには敗北感や徒労感が付きまとうかもしれない．しかし地域医療の担い手として医師は「治せなくとも寄り添う」ことができる存在である．地域医療の担い手であるかかりつけ医に信頼を寄せながら，たとえ認知症になったとしても希望を失わず，できるだけ加齢による知的機能低下のカーブに近い形で悪化を防ぐことができれば，「なったらおしまい」という疾患ではなく，他の慢性生活病と同様に「**なってからが勝負**」の疾患として，一生を通じて悪化しないように生活を続けられる．この先，より認知症の人が増加するに従い，地域医療の担い手の役割は尽きない．われわれにはその覚悟が求められている．

文献
1) 松本一生：介護職と支える認知症―私の診かた．p41，ワールドプランニング，2015．

（松本一生）

コラム

家族のこころを乱す「徘徊」

　精神医学用語のいくつかは現在では不適切と思われるようなものがある．「徘徊」という用語もその1つである．徘徊という表現を使わない自治体もあり，今後は別の表現になるかもしれない．かかりつけ医，病院勤務医として人権擁護の意識を持ちながら使うべき表現である．

　徘徊という漢字からは，何もわけがわからなくなった人がふらふらと歩き回っているイメージを連想しがちだが，実際の状況は大きく異なる．1つは夕刻など認知症の人が混乱しやすい時間帯に，軽度の意識混濁を伴いせん妄の前駆状態のようになり自宅やそのときにとどまるべきところから別のところに行ってしまうような場合，もう1つは見当識障害のために自宅から近所に出かけようとして家の門を出たとたんに自分の居場所がわからなくなり，あわてて探すが頭が真っ白になってわからなくなる結果，何時間も必死になって行き先（帰る先）を探し続けるような場合である．多くの場合，行方知れずになっても自宅からそう遠くないところで見つかるものだが，自宅付近でも徘徊の結果，数日して亡くなって見つかることもあるため，注意しなければならない．

　かかりつけ医として大切なことは，医療や医学だけでこの課題を解決することは不可能であると再確認して，地域包括ケアのもと近隣や福祉介護，警察や消防との連携によるネットワークを積極的につくり，1人で抱え込まないようにすることである．

　地域のかかりつけ医が認知症サポート医になる，あるいは地域包括支援センターの嘱託医として認知症初期集中支援チームの担当医になれば理想的であるが，それほどではなくともかかりつけ医として認知症にも理解を広げ，地域で徘徊を防ぐために医師としての役割を担うことはできる．

　家族支援も欠かせない．徘徊があると家族のこころが乱れ，「いつ何時にまたそのようなことが起きるか不安で仕方がない」といった不安定な介護状況となる．このようなときにこそ地域医療の担い手としてかかりつけ医が家族の相談に乗り，不安を払拭することが求められる．

（松本一生）

生活障害への対処——薬以外でこれだけできる

家庭の外でできること

ポイント

- まずは家庭の外にある物的・人的資源を把握することから
- 医師から地域へ，地域から医師への情報共有により，サービスの質を高める
- 家庭の外のサービスを活用した診療は，家族の心的・物的負担も軽減できる

　医師は認知症のある人の生活障害に対して何ができるだろうか．医師は認知症のある人の生活障害を根本的には治せない．「進行を遅くする」効果をうたっている薬の有効性にも限界がある．したがって，**医師にまず求められるのは，回復可能性のある「認知症のようにみえる疾患」を適切に鑑別診断することである**．そして回復可能性のない認知症と診断された場合には，認知症を「治そう」，「進行を遅くしよう」とするのではなく，「**認知症があっても張り合いのある生活を送ることができるようになるためにどうするか**」を考えながら，認知症のある人とともに歩もうとする姿勢が求められるといえるだろう．

　認知症のある人が「認知症があっても張り合いのある生活を送ることができる」ために必要な条件とは何だろうか．それは，記憶機能，実行機能が低下しつつも残されていることが周囲の人に理解され，生活上の失敗がな

104　第2章　認知症診療，こんなときどうする？

るべく生じないよう補われ，仮に失敗が生じてもことさら指摘されず，叱られず，保たれている機能を発揮できるようさりげなくフォローしてもらえる状況が，その人の暮らしている地域に，あるいは所属している組織に整えられていることだろう．

だが残念ながら，そのような理想郷はほとんどないのが現実だろう．そして医師が，その人を取り巻くすべての人々に関与して理想郷を作ることもできない．しかし認知症のある人の暮らしのそばにいる家族，関与する援助職や近隣住民に働きかけ，認知症のある人が少しでも暮らしやすくなることを目指すことはできる．「そんなことは医師のやることではない」「行政の仕事だ」という意見もあるかもしれないが，医師だからこそ果たせることもあるような気がしている．

そばにいる家族にどのようにして影響を及ぼすかについては，次項をご参照いただきたい（➡ p.114）．ここでは認知症のある人が「認知症があっても張り合いのある生活を送ることができる」ために，家庭の外，すなわち関与する援助職，近隣住民，地域社会の仕組みに医師がどのように影響を及ぼすことができるかを中心に概説することにしたい．こうした領域はエビデンスが十分とはいえず，筆者が本項で述べることも日々の診療，地域の援助職たちとの事例検討会などから学び，実践していることに過ぎないが，事例を交えながら，より具体的にイメージしやすくなるよう心がけた．諸兄諸姉の診療にわずかでも寄与し，認知症のある人の暮らしに少しでも張り合いがもたらされることになるとしたら幸いである．

家庭の外にある人的・物的資源とは

家庭の外でできることを実践するには，家庭の外にある仕組み，人，アクセスする方法を理解しておく必要がある（図1）．

家庭の外にある身近な存在としては，近所付き合いのある住民，馴染みの店の店員，民生委員，自治会役員がいる．こうした存在はインフォーマルであるものの，認知症のある人の暮らしに不可欠な存在である．彼らの理解や見守りが，生活障害への対処の成否の鍵であるといっても過言ではない．

家庭の外でできること

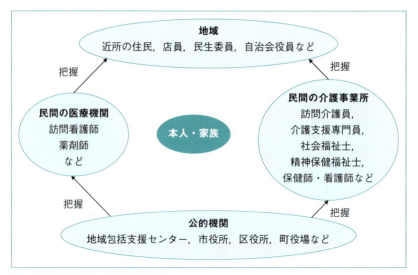

図1 家庭の外にある援助の仕組み

　そうしたインフォーマルな人々の存在を把握しているのが地域にある民間の援助機関や援助職である．介護事業所には訪問介護員（いわゆるホームヘルパー），介護支援専門員（いわゆるケアマネジャー），社会福祉士，精神保健福祉士，保健師，看護師らがいる．医療機関には訪問看護師がいる．保険薬局には薬剤師がいる．そして各機関には連携実務者の事務職がいる．これら民間の事業所，援助職を把握しているのが公的な機関になる．地域包括支援センターがその代表的な存在になるが，市役所，区役所，町役場などにも高齢者，認知症のある人の援助に関わる部門が整備されている．

　認知症のある人に関与する機関や職種はこのように地域に広がっている．多くの機関や人々が関与するため，その連携や情報共有には困難さがあると指摘されることもある．機関や職種による理解や姿勢に差があることも少なくはない．さまざまな課題はあるが，これだけ活用できる資源があるのだから，認知症のある人の診療に活用しない手はない．医師は診療中，どうしても診察室で孤独に考えこみがちだが，目の前にいる認知症のある人の家庭の外に，こうした多くの資源があるということを意識することは，診療の強みになるだろう．

家庭の外にある資源にアクセスするには，医療機関にいる社会福祉士，精神保健福祉士に相談すると円滑に進みやすい．社会福祉士，精神保健福祉士が配置されていない医療機関では，居住する地域を管轄する地域包括支援センターに相談するとよいだろう．地域包括支援センターの職員は地域の資源を把握している．医師が忙しくて連絡調整が難しい場合には，職場の看護師，事務職らを介して相談するとよいだろう．各地で普及しつつある手帳形式の認知症地域連携パスも，家庭の外にある資源にアクセスするツールとして期待できる．

家庭の外の資源を活用し，援助の質を高めるために

　援助における留意点，望ましい生活習慣，避けたほうがよい生活習慣，服用薬剤と生じうる副作用，薬剤管理上の留意点といった医学的情報は，認知症の原因疾患や併存する身体疾患によって，共通する場合もあるが異なる場合もある．こうした医学的情報は，医師が思う以上に地域の援助機関，援助職に把握されていないことが少なくない．原因疾患に関する情報が全く共有されておらず，ただ「認知症」としか認識されていないことも残念ながら珍しいことではない．

　医学的情報が地域の援助職に伝わっていないと，診察室でいくら医師が頑張っていても，認知症のある人にとってのメリットは最大化されない．処方した薬の副作用を家族に説明しても，認知症のある人は，副作用による心身の不調に自ら気づいて表明することが苦手なために，家族も副作用を察知するのが難しい．薬剤の変更や生じうる副作用について，援助職と情報共有されていれば，副作用が生じても適切に対応されることが期待できる．しかしこれがうまくいかなければ，医師の指示は絶対と信じている援助職によって厳格に服用継続され，手遅れの状況になってしまうこともありうる．

　逆に，地域の援助職が把握している生活にまつわる情報が医師に伝わらないことも，診療の質を低下させかねない．地域の援助職は服薬が不規則で残薬が山のようにあることを知っているのに，それが医師に伝わらないまま処方され続けているようなことは，いまだに聞かれることがある．張

り合いのある生活を送ることが援助の目標だったとしても，生活にまつわる情報を入手できなければ，効果的な診療になりにくい．

　医師から地域へ，地域から医師への情報共有不足は診療の質を低下させてしまう．医師が認知症のある人の家庭の外にある資源を活用しようとすれば，援助の質の最大化を目指すことができる．

家庭の外から，具体的にどう関わるか

　次に，家庭の外でできることをより具体的に理解しやすくするために，事例に触れたい．各事例は認知症のある人の生活障害への対応が明確になる範囲で，個人が特定されないよう修正を加えた．

Case 1

嫉妬妄想をきたした70歳代女性

　夫，長男家族と2世帯住宅に暮らしていた．家族仲は円満で週末は長男家族の夕食を作り食卓をともにしていた.60歳代後半から翌日の予定を夫や嫁に繰り返し確認することが目立つようになった．食料品の買い物に行っても家にあるものを買ってきてしまい，冷蔵庫の管理も苦手になった．

　夫はこうした行動に対して「何度も同じことを聞くな」，「何度言ったらわかるんだ」と叱るようになった．買い物の失敗を防ぐという理由で買い物は長男の嫁が代行するようになった.70歳代になってからは炊事も苦手になり，いつしか週末の食事は世帯で別々にとるようになった．そうした中で数か月前から「嫁と浮気をしている」と夫を問い詰め，急に泣き出すようになった．困った夫は長男夫婦と相談し認知症を心配して当院当科を受診した．日時の見当識，短期記憶に低下を認めた．神経学的所見に異常を認めなかった．夫は「安定剤でなんとかならないか」と薬物療法を希望した．

　担当医は本人に対してもの忘れに伴う心情に理解を示しつつ，夫には苦労をねぎらった．まず鑑別診断が必要であること，何らかの認知

108　第2章　認知症診療，こんなときどうする？

症が潜んでいる可能性があること，嫉妬妄想と呼ばれる症状の背景には寂しさや孤独感，自尊心の傷つきが関与していることが多いこと，本人のもの忘れを指摘しすぎず叱らない対応が求められることを伝えた．また向精神薬による薬物療法は効果が得られる可能性がある一方で有効性の裏付けになるデータが乏しいこと，種々の副作用が生じる可能性について説明した．そして本人がなるべく失敗せず張り合いのある生活を送ることができる状況を作る必要があることを説明した．

地域包括支援センターに連絡させてほしいと伝え同意を得た後，精神保健福祉士を介して管轄の地域包括支援センターに連絡した．地域包括支援センターには，認知症の可能性があること，家族の関わり方もあってか家庭内で孤立しやすく役割を失っていること，訪問または通所サービスにより失敗する状況を減らし役割を得ることができるよう援助したい旨を伝えた．諸検査を踏まえアルツハイマー病（AD）と診断された．

診断と方針を説明する再診の際にはすでに介護認定調査が開始され，同時にサービス調整が進んでおり，ヘルパーによる調理支援，デイサービス通所が開始されていた．向精神薬や漢方薬を使用しないまま，泣き出すことや嫉妬妄想をうかがわせる発言は減っていた．

「想定している診断」と「サービス利用の目標」を明確に伝える

AD では時々，妄想や易怒性などの行動障害や心理症状が生じることがある．そこには家庭内での役割の喪失，孤立感，不安感，配偶者と過ごす時間の減少等が関与していることが多い．家族に望ましい対応を伝えても，妄想の対象になってしまった家族は適切な対応を実践しにくいことが多い．嫉妬妄想が生じている Case 1 でも，夫が理解を深めても妄想の対象になっているため適切な対応を取りにくい．

こうした場合には，薬物療法を急ぐよりも家庭の内外で失敗する状況を減らし，役割や張り合いを取り戻せるようにしたい．これが成功すれば副作用を被ることなく，本人が嫉妬妄想に苦しむ状況を減らし，家族の負担も軽減できる可能性がある．家庭外の資源を利用するには地域包括支援センターに連絡し介護認定，介護保険サービスの利用につなぐことが有効で

ある．地域包括支援センターに連絡をする際は，Case 1 のように医学的に想定している診断と，サービス利用の目標を明確に伝えると，地域包括支援センターの職員も援助を実践しやすくなるだろう．

Case 2

抗認知症薬の副作用がみられる 80 歳代男性

　妻，長女と 3 人暮らし．元来大酒家で 50 歳代から高血圧を指摘され，近医内科に通院していた．70 歳代後半に意識を失い救急搬送されることがあったが程なく回復した．その後から次第にもの忘れが増え，通院先の近医内科で AD と診断，ドネペジルの処方が開始された．

　要介護 1 の認定のもと，デイサービスが開始された．ドネペジルは 10 mg/日に増量，メマンチンが併用された．次第に怒りっぽくなることが増えた．また食事を摂取したがらなくなり，急に発熱してはすぐに解熱することが目立つようになった．転倒することが増えた．こうした状況から心配した長女が近医内科と相談した結果，当院当科を紹介受診した．

　日時の見当識障害，短期記憶障害のほか，神経学的所見として構音障害，前頭葉兆候，両側上下肢の軽度筋強剛，両側上肢の軽度安静時振戦，小刻み歩行を認めた．血液学的検査では特記所見を認めず，胸部単純 X 線写真では右下肺野にわずかながら透過性低下が認められた．頭部 MRI では皮質下深部白質，両側視床に陳旧性脳梗塞が認められた．血管性認知症，血管性および薬剤性パーキンソニズム，誤嚥性肺炎と診断された．抗認知症薬 2 剤は易怒性やパーキンソニズムを考慮して中止された．

　担当のケアマネジャーに連絡し，AD よりも血管性認知症を考えること，薬剤の影響が解除されても陳旧性脳梗塞が影響し誤嚥や転倒が繰り返される可能性があり，食事や水分摂取に工夫を要すること，転倒防止のために見守りを要すること，構音障害があるので会話の際には時間をかけて待つ姿勢を見せてほしいことなどを伝えた．

　その後，易怒性は消退したものの構音障害，歩行時のふらつきは持

続した．しかしデイサービス職員の見守り強化や食事，水分摂取時の工夫も影響してか，転倒は減り発熱もみられなくなった．

原因疾患の情報共有により，サービスの質を最大化できる

すでに介護サービスにつながっている場合にも，必要に応じて家庭の外の資源と情報を共有する必要がある．Case 2では，介護サービスでかかわる援助職がADと認識したうえでの対応にとどまっていたため，構音障害，誤嚥，転倒しやすさへの理解には至っていなかった．再検討され，変更された診断に基づいて配慮すべき事項が共有され誤嚥や転倒が防止されたと推察される．ベテランの地域包括支援センタースタッフと話していると，かつて脳卒中の予防や啓発が盛んに行われていた時代には，地域の介護スタッフも脳血管障害に基づく種々の症候を理解し先手を打つ援助がみられたが，啓発がADに偏りがちな影響もあってか，脳血管障害とその症候に対する理解が薄れつつあると聞くことが多い．

認知症の原因診断に基づいて予測される事象を共有することは，血管性認知症やレビー小体型認知症，前頭側頭型認知症において特に重要であろう．こうしたことは家族に理解を求めるのが難しいところもあり，家庭外で共有することができると，より効果的な援助の実践を期待できる．

Case 3

夫に献身的に支えられている 70 歳代女性

夫と 2 人暮らし．60 代後半で AD を発症．かかりつけだった近医内科に通院し，抗認知症薬を処方されていた．献身的な夫の支えもあり，行動障害や心理症状も目立たず暮らし，介護サービスも利用していなかった．

70 代半ば頃から家事全般を夫が担い，ぼんやりと過ごす状況が続くようになった．次第に会話もちぐはぐになることが増えた．こうした状況から心配した夫が近医内科に相談したところ，精査目的で当院当科を紹介受診した．

日時や場所の見当識障害のほか，短期記憶障害が目立った．遂行機

家庭の外でできること 111

能は比較的保持されていた．神経学的所見，血液学的検査や脳波に異常を認めず，頭部 MRI ではびまん性の大脳萎縮を認めた．夫は AD が進行性であること，日常生活機能が低下し多くの場面で介護を要することになるであろうことを理解し，少しでもできることをしてほしいと思いつつも，日常生活で失敗が生じてしまうと本人だけでなく夫自身が困ってしまうので，家事全般をせざるを得ない心情を述べた．また本人がもともとピアノ教師をしていたこと，今も時折，ピアノに触れる時間があることが判明した．動作性記憶は比較的保持されやすいこと，役割や張り合いを感じられる状況設定が求められることなどを話し合い，ピアノ教師に類似した状況をデイサービスで設定することについて提案した．

　精神保健福祉士を介して地域包括支援センターに診断および援助目的が共有された．地域包括支援センターと指定された居宅介護支援事業所のケアマネジャーが調整した結果，音楽療法の際にピアノの演奏を任せてもらえるデイサービスが確保された．見当識障害や短期記憶障害はあるものの，デイサービスに通うようになり笑顔も増え，会話も成立する場面が増えた．

家庭の外のサービスとの協働で，張り合いを取り戻す

　張り合いのある状況を作るためには家庭の外のサービスとの協働が有効である．AD では緩徐進行性に認知機能が低下し，遂行機能も低下するので家族も援助職も指をくわえて認知症の進行を見守ることしかできないという状況になりやすい．しかし動作性記憶や強い情動に関連した記憶は保たれやすいという報告もある．Case 3 のように，発病前の職業で果たしていた役割や長年続けていた趣味が行いやすくなる状況をフォローする工夫を，地域包括支援センター，ケアマネジャー，デイサービススタッフらと調整することで，張り合いを取り戻すことにつながることはそう珍しいことではない．認知症のある人に張り合いが取り戻されると，それによる変化を感じた家族の負担感も軽減され，本人への関わりによい影響が生まれる好循環も期待できる．

まとめのひとこと

　認知症のある人の診療における，家庭外の資源の活用を中心に概説した．こうしたことは，ある意味では当たり前のことでもあるが，地域の援助職たちと話していると，当たり前のことがなかなか実践されていない状況がまだあることに気づかされる．そこには医師の多忙さも影響しているだろう．限られた時間のなかで，大勢の診療をしなくてはならないかかりつけ医にとっては，その都度，地域の援助職と連絡を取ることなどはできない．「手間がかかる割に，進行していく認知症を前にすると，正直あまり診たくならない」と正直な気持ちを打ち明けるかかりつけ医もいる．しかし家庭の外に目を向け，地域の援助職たちと協働することは，認知症が治ることはなくても，その生活障害に予想以上の良好な影響をもたらす．こうした薬以前の当たり前のことがもう少し重視されてもよいような気がしている．

文献
参考文献
粟田主一：地域差を超えて，地域ネットワークで支える認知症医療―統合の戦略について．老年精神医学雑誌 25(4)：411-417, 2014.
＜認知症医療のための地域包括支援センターを含む地域の資源，ネットワーク，統合戦略について述べられている＞

　　　　　　　　　　　　　　　　　　　　　　　　　　　　（大石　智）

生活障害への対処—薬以外でこれだけできる

家庭内でできること

> **ポイント**
>
> ・認知症発症初期の生活障害は，周囲には些細に見えても，本人に
> とっては「自己像の喪失」をもたらすほど深刻な場合がある
> ・生活障害には，これまでの本人の習慣や意向を尊重し，さりげなく
> 補う工夫を
> ・本人の抱える不安を家族に伝え，家族の戸惑いを支えるのが医療者
> の役割

　認知症発症間もない頃，周囲が些細に感じる生活障害が，本人に深刻な
ダメージをもたらすことがある．というのも，認知症の3つの障害〔認知機
能障害，行動・心理症状（BPSD），生活障害〕のうち，最も基本的で持続的な
課題[1]は生活障害であり，日々のつまずきに最初に直面し，不安を抱くの
は，ほかでもない本人だからである．他者に迷惑をかけるという従来の認
知症観を背景として，生活障害の1つひとつが，本人と家族に自律性が失
われた将来の姿を予感させ，重みを伴う出来事として迫る．

　このように，本人にとってこれまで難なくできていたことがままならな
くなると，自己肯定感が徐々に失われ，自尊心も揺らぐようになる．した
がって生活障害は，自己像の喪失と同義の場合もある．一方の家族も，本人
が大切な存在であるほど認知症発症の事実を受け入れがたい．家族は本人

の不安や辛さの内実を知らぬまま，生活障害が性格や意思に起因すると誤解し，もとに戻そうと訓練的に関わりがちである．結果，本人の不安や孤独感はやがて BPSD に発展し，家族との間に埋めがたい溝が生じることも少なくない．

このように**生活障害は単なる日常の困りごとを超えて，大切な人との関係性を断絶する引き金になることさえある**．診断間もない時期に，生活障害に対して適切に支援できれば，本人・家族の関係性を再編し，双方に認知症とともに自分らしく生活する展望が開けるであろう．ここでは，医療者が知っておきたい家庭内での生活障害とその支援を取り上げる．

生活障害の定義

生活障害は「認知症の人にみられ，それゆえに個人的・家庭的活動と社会的参加を困難にする日常生活上の障害」と定義され，主たる原因が大脳病巣であることが示唆される[2]．日々の生活を営むための生活機能は日常生活動作（ADL）とも呼ばれ，入浴，着替えなどの身の回りのことを自立して行う基本的日常生活動作（basic ADL：BADL）と，家事などの自立した生活を営むための手段的日常生活動作（instrumental ADL：IADL）に大別される．さらに IADL は家庭外（買い物や交通手段による移動など）と家庭内（食事の支度や服薬管理など）のものに分けられ，前者が障害されると活動範囲が狭まり，後者が障害されると一人暮らしを営むことが難しくなるといわれる[1]．認知症は，端的にいえば「進行性の生活障害」であり，初期は記憶障害と実行機能障害に伴って IADL のみが障害され，中期に BADL の部分的な障害が始まり，後期には BADL の全般的な障害に至る[1]．生活障害は，病型や病期によってさまざまに形を変えて身に迫るため，その対応や工夫も柔軟に試みることが必要となる．

初期認知症に多く見られる家庭内 IADL の障害

初期認知症を特徴づける生活障害は，実際にはどのようなものが多いのだろうか．**図1**は，専門外来で AD と診断された初診患者の家族から報告

家庭内でできること　**115**

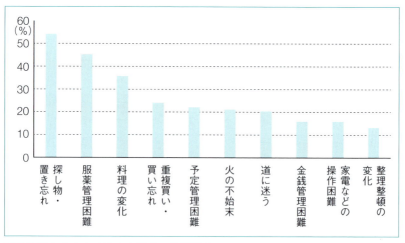

図1 家族からみたADの高齢者の生活障害
211名（80.8±5.8歳，HDS-R 16.3±5.3点，MMSE 17.8±5.0点）の分析結果．
〔扇澤史子，他：家族介護者が高齢者に物忘れ外来受診を促す理由についての検討．老年精神医学雑誌26（増刊2）：182, 2015より一部引用〕

された生活障害である[3]．図1の通り，家族が報告する生活障害は，「探し物」を筆頭に家庭内IADLの障害が目立つ．診断前後に本人・家族からIADL障害に関する相談があることも多く，医療者は薬物療法と併せて，本人・家族が取り組もうと思える工夫のひきだしをもっておくことは有用である．以下に，生活障害の工夫が奏効した事例[4]を，理解を妨げない範囲で改変を加えて紹介し，家庭内IADLの障害と支援について考えたい．

> **Case**
>
> ### 服薬管理や整理整頓ができなくなってきた初診時76歳男性（Aさん）
>
> X－2年（74歳）頃から，妻からの頼まれごとを忘れたり，日付や予定を尋ねるようになった．妻が家を不在にすると，妻が「まるで嫌がらせ」と誤解するほど頻繁に携帯電話に所在を確認してくるようになった．また，もともと不得手であった整理整頓がさらにできなくなり，財

布, 鍵等の探し物ばかりするようになった. 妻が本人に代わって, A さんの自室の不要な物を処分しようとして, 衝突することもあった. また, A さんは, 糖尿病の薬を長年服用してきたが, かかりつけ医から「血糖コントロールが悪くなっており, 予約日にも来院していない」と連絡があった. 服薬は本人に任せてきたが, ひきだしに大量の残薬が見つかり, 管理できていなかったとわかった. かかりつけ医の勧めで, A さんはもの忘れ外来受診に至った.

X 年, もの忘れ外来を初診し, MMSE 23 点, HDS-R 16 点 (遅延再生ともに 0 点), 経過や画像所見などの結果から AD と診断された. A さんは自分なりに生活障害を補おうと努力しながら, 妻との衝突に悩んでいたため, 生活障害の工夫を一緒に考える本人交流会を案内した. 会には, 探し物に困る参加者もおり, それがいかに孤独で辛いかが共有された. また日々気をつけているのに, 記憶にない待ち合わせの連絡が来てショックを受けたという人もいた. 互いに生活障害とそれを補う工夫を披露し, 具体的な日常生活の流れを聞きながら, 改善に結びつきそうな工夫をスタッフとともに模索し, 会の後に妻にも伝えた.

身体疾患の経過を左右する生活障害——服薬管理・予定の管理

服薬は無理強いせず, さりげなく気づけるような工夫を

A さんのように認知症初期に服薬や予定の管理に支障が生じる人は多く, これらは身体合併症の治療経過を左右する見過ごせない生活障害である. 服薬支援では, 本人の生活スタイルに即したシンプルな処方と服薬タイミングに調整したり, 一包化することが重要である. そのうえで時間見当識の障害/保持の程度に合わせて, 1 日〜1 か月単位の服薬ボックス (カレンダー) を選ぶとよい. 一般的に食事前後の服用が多いため, ボックスはアラームと一緒に食卓の目につく所に置き, 飲み殻は捨てずに戻すと, 服用の有無が確認できて安心である. 家族が服薬を見守ることが難しい場合, 服薬時間を知らせる支援機器や介護サービスの導入も考える.

家庭内でできること **117**

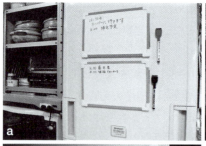
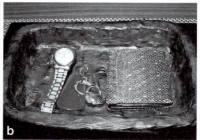
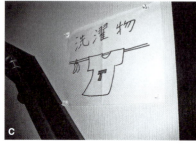

図2 Aさん夫妻による生活障害を補う工夫
a：夫婦の予定（ペンの色で各人の予定を区別），b：妻手作りのメモリートレイ，c：スタッフとともに考えた洗濯物の取り込みを知らせる張り紙．

　Aさんのように，本人が服薬の必要性を十分に認識している場合，周囲の促しひとつで問題は解決するが，薬に対する抵抗感や家族への反発から，服薬を拒む人も少なくない．服用を無理強いすると，薬自体によくないイメージが付加されるため，抵抗を示した場合は，押し問答せず，さりげなく目につく所に水と一緒に置いておく，または時間を空けて声をかけることで，自ら服用することもある．また，**わずかな副作用で自己中断する人も**いるため，薬の処方の際には，**本人・家族の考えや不安に耳を傾けたうえで，薬の重要性や副作用など十分に説明し，リスク・ベネフィットについて納得を得ておくことが望ましい．**

大切な情報だから，繰り返し尋ねる

　予定の管理は，時間見当識に合ったカレンダーへの予定記入と併せて，正しい日時をいつでも確認できるデジタル時計を使用するとよい．Aさんは毎晩，妻と一緒に，それぞれの翌日の予定を書き，日中何度も目にする冷蔵庫に貼っておくことで，安心できるようになり，妻への連絡もなくなった（**図2-a**）．日付や予定を繰り返し聞かれて辟易する家族も多いが，これ

らは本人にとって，**環境とのつながりや自身の存在感覚を支える大切な情報である**．繰り返し尋ねる内容はないがしろにせず，本人がいつでも確認できる環境を整えたい．

探し物対策は，本人の習慣や意向を尊重して行う

また，些細なことと受け流されがちな探し物だが，見つかるまで，不安で孤独な時間が延々と続く．事例では，妻が不要な物を処分しようとしてAさんが抵抗したように，周囲がよかれと行う支援が，本人の反発を招くことがある．Aさんは戦時中味わった物不足の経験から，物を捨てることへの抵抗感が人一倍強かった．また捨てられない物は，初任給で買った茶箪笥，履けなくなったズボン数十着など，活躍していた頃の自身を象徴する物でもあった．支援を通して物がAさんの支えとなっている意味が妻に理解され，Aさんのかたくなだった態度も和らぎ，納得したうえで部屋中に溢れていた物を処分し始めた．頻繁に探していた鍵，財布，時計の置き場所はメモリートレイに固定し，探し物が激減した（図2-b）．このように探し物対策では家族や周囲が先走らずに，本人の習慣や意向を尊重し，時が熟すのを待つことが望まれる．

その後Aさんは，長年日課であった洗濯物の取り込みを丸2日忘れ，「進んでいる気がしてもうだめだ」と衝撃を語った．普段過ごす部屋から物干し場が見えないことが失念の一因と考えられ，話し合って，頻繁に通る階段脇に洗濯物の絵を貼ることにした（図2-c）．その結果，「（絵が）否が応でも目につく」と取り込み忘れることはなくなり「助かった」と安堵の表情を浮かべた．その後Aさん夫妻から，互いの予定や大切な物の場所がすぐに確認でき，交流会も張り合いとなり，診断直後より穏やかに過ごせるようになったと報告された．

生活障害を補う工夫を考える際のいくつかのポイント

生活障害を補う工夫は，専門家[5-7]や本人[8]からさまざまな情報発信があり，いずれも参考になる．表1は，図1で出現頻度の高かった家庭内IADLについて，過去の報告に筆者が本人・家族から伺った工夫を追記したもの

家庭内でできること 119

表1 AD の初期に生じやすい家庭内の生活障害を補う工夫

生活障害	工夫例
探し物・置き忘れ	・場を離れる時，置き忘れがないか指さし確認する. ・衣服や鞄の決まったポケットに決まった物を入れ，常に身に着ける（触って確認できる）. ・置き場所を固定し必ず元に戻す（簡単に戻せる場所）. ・物の定位置としてメモリートレイを使う[6]（トレイ自体を失くす場合，釘やテープで固定）. ・メモリートレイをお気に入りの物にしたり，近くに好きな写真を置きポジティブな感情を付加する. ・背広を脱ぐとき，財布用の保管袋をハンガー横にセットする. ・部屋に持ち込む前に通る玄関や廊下のウォールポケットに1つずつしまう（各ポケットにラベルを付ける）. ・透明のケース・ポーチに用途別セットを保管する（例：診察券，保険証などの通院セットなど）[5]. ・鍵や財布など探すことの多い物に鈴をつける（ポケットや鞄に入っていないか，鳴らして確認できる）. ・鞄の持ち手に紐で鍵や財布などをつないでおく（複数の場合は紐の色を変える）.
服薬管理困難	・処方医に相談し，薬の必要度や生活リズムに合わせて服薬内容をシンプルにしてもらう（複数機関からの処方がある場合，薬局に相談）. ・家族が介助しやすい服薬法にする（出勤前，帰宅後の服用に）. ・薬の包装が開けづらくないか確認する（手の震えや巧緻性の低下で開けられないことも）. ・薬を一包化し，薬袋に服薬日時を記載する[7]. ・日付見当識の程度に合わせた服薬ボックス・服薬カレンダー（1か月，1週間，1日単位など）を使用し[7]，服薬後，飲み殻を残して重複飲みを防ぐ. ・飲んだら服薬表にチェックする. ・服薬内容がシンプルであれば，薬の時間をアラームで鳴らしたり，服薬支援機器を使用する（薬のセットは周囲が行い，服薬ボックスのそばにアラームを置く）. ・独居の場合，訪問看護，デイサービス，かかりつけ医，かかりつけ薬局で服薬状況を見守る. ・錠剤数を減らす. ・剤形を工夫する（口内崩壊錠やパッチ剤の選択）. ・パッチ剤は前のものを剥がしてから貼る（複数枚重複しないように）.
料理が困難・単純化	・食べたメニューを手帳に書きとめておき，次のメニューを決める際に参照する. ・簡単な調理法，主菜・副菜をセットにしたパターンを用意する（7パターンであれば，決まった曜日に買い物に行き，材料を用意）. ・市販の主菜と副菜，調味料などの調理セットや，混ぜるだけ，炒めるだけの市販の合わせ調味料を使用する. ・食事の宅配サービスを利用する.
予定・約束管理困難	・予定を書いたカレンダー横に日めくり式デジタル時計を置く. ・新聞で日付確認する（取りに行く時間，片づける時間を固定）. ・3行の予定表欄のある日めくりカレンダーの当日分を切り離して目につきやすい場所に貼る（めくりすぎ防止）[6].

（つづく）

表1 つづき

予定・約束 管理困難	・曜日固定の予定は週間表を作成する[7]. ・メモは目立つ色のノートに書く(裏紙は誤って捨てる恐れがある). ・一度に複数のことができない場合,予定を半日や1日あたり1つに絞る. ・用事が終わったら完了のチェックをする. ・友人との約束は,予め忘れる可能性を伝え,当日準備開始時間にリマインドの電話をお願いする. ・携帯電話のスケジュール機能でアラーム設定をする.頼める人がいれば,携帯の予定表に入力してもらう[7]. ・用事はメールで送ってもらう[7]. ・携帯電話の紛失予防として定時にアラームをセットする(マナーモードにしない). ・携帯電話を失くした場合は,固定電話からかける. ・ゴミ出しは,前日と当日に音声で知らせる生活支援機器を使用する.
火の 不始末	・火災報知器やガス警報機を設置する. ・火の使用中は離れない.離れる場合は火を消す[6]. ・「火の使用中」と書いたメモを目につく場所に貼ったり,「火の使用中」と書いたリストバンドをする. ・タイマーや笛付やかんを使用する. ・料理は,火を使わないレシピ集を参考に電子レンジ調理にしたり,レトルト,缶詰,野菜3〜4品の水煮などで済ませる. ・お湯は朝に沸かし魔法瓶に入れる. ・お湯は操作の簡単な電気ポットで沸かす[7]. ・煮込み料理は保温調理器,炒めものはホットプレートを使用する. ・火の不始末を繰り返す場合は,センサーなどの安全装置付きコンロやIHコンロにする(台所のガスを止めるのもやむを得ない). ・タバコは布団の上では吸わない.中座するときに必ず消す.
家電の操作 困難(電話の 使用など)	・単純な操作手順のリモコンに変える.不要なリモコンは処分する. ・リモコンの種類がわかるように該当の家電の写真を貼る. ・洗濯機などは操作する順番にボタンに番号シールを貼る[7]. ・電源ボタンに目印のシールを貼る.使わないボタンは見えないように隠す[7]. ・エアコンなど,室温調整に関わる家電のリモコンはテーブルに紐でつないでおく. ・電話は,ワンプッシュで緊急連絡先につながるよう設定する(ボタンに連絡先のシールを貼っておく). ・携帯電話によく使う電話番号を登録しておく[7].
整理整頓の 困難	・使わない生活用品や家電,着なくなった洋服など明らかに不要な物は処分し持ち物の全体量を減らす. ・一気に処分するのが難しい場合は,不要と思える物を1日1,2個ずつ処分する. ・余分なストックはもたない. ・転倒予防のため,動線を塞ぐ物は移動し,動線上のコードや絨毯などは固定する[8]. ・立ち上がりの支えにする家具は固定する[7]. ・物が見えないと不安な場合,収納の扉を外してもよい. ・よく使う物は,いつも座る場所の近くにまとめて置く(簡単に戻せるように)[8]. ・ひきだしに,しまってある物がわかるラベルを貼る[7].

家庭内でできること

である．紙幅の都合上，ここでは詳細を扱わないが，火の不始末や家電操作の障害も生命を脅かす場合があり（室温管理ができず熱中症になるなど），緊急度に応じた介入が必要である．

また，上述の工夫は，そのまま試すのもよいが，万人に有効な工夫はなく，効果は持続するとも限らない．**簡単な工夫から取り組んで奏効しなければやめる，時間をおいて再挑戦する**[6]，さらに工夫を加えるなど，生活スタイルや意欲，認知機能などの個々の背景に配慮しながら，**本人とともに試行錯誤する**ことが望まれる．

個々人に合った工夫をみつけるために

Aさんのように，個々に即したオーダーメイドの方法を模索することは，認知症支援の醍醐味であり，生活障害に関する知見[2]や外的代償法，心理教育的アプローチ[5]が参考になる．これらの知見によれば，

①**問題を特定する**：一連の行為を個別の動作に分解し，順序立てを考え，どこで逸脱したか検討する

②**本人と環境（人的・物理的）の双方をアセスメントする**：能力改善が望めない認知症では，本人の能力に応じて，環境を本人に適応させる視点が重要であり，環境が本人に与える影響も評価する

③**具体的問題解決のための計画を立案する**

④**本人や家族（支援者を含む）に適切に伝える**

と順序立てて検討することで，本人に適した工夫が見つかりやすくなる．

たとえば，Aさんの探し物に当てはめると，①については(1)見つける→(2)使う→(3)元に戻す，のサイクルのうち，(3)ができないため(1)にも支障が生じていることが問題として特定される．②については，「物に溢れている環境」が挙げられ，③は，物を適量に減らし，置きやすく見やすい定位置を決め，元に戻すという工夫が具体的な解決策と考えられた．④としては，①〜③のプロセスとともに，支援を通して理解された本人にとっての物のもつ重要性を妻とも共有し，本人の意思を尊重し，本人の主体的取り組みを支援する心理教育的アプローチを行った．

なおこれらの一連のプロセスにおいて，本人に生活機能改善や行動変容を促すより，**生活障害の環境要因のうち変容可能なものに介入すること**

と，工夫にポジティブなイメージを付加することが重要である．上述のメモリートレイも洗濯物の貼り紙も，失敗の原因を本人に帰さず，変容可能な環境のほうにアプローチした工夫であった．そして，前者は妻が半紙を幾重にも重ね，柿渋で仕上げた心のこもった手作りであり，後者は，Aさん自らが筆者らと協働して前向きに考案した工夫であった．その結果，本人が安心して工夫を実践でき，実践のたびに周囲からの励ましが伝わったことで，不安や孤独もいくらか和らぎ，本人の生活障害改善に取り組む意欲も向上したと考えられる．

工夫を組み合わせて，本人が安心できる生活環境を整える

上述の知見やオーダーメイドの工夫を，さまざまに組み合わせて，生活障害が補われ本人が安心できる生活環境を整えたい．本人が安心できる生活環境の目安は，以下の4点が満たされていることである[9]．

①知りたい情報がわからず不安になるときにいつでも確認できること：聞いたら答えてくれる人がいることを含む

②リマインドフルであること：なすべき情報や行動のきっかけを適切なタイミングで与える手がかりがある

③不安や混乱が生じにくいこと：誤解や混乱が生じやすい刺激が可能な限り取り除かれている

④失敗しても許されること：認知機能低下のために起こった認知行動上の失敗をなかったことにできる人々の配慮と，失敗する前の状態に回復させるセーフティネットが機能する社会環境がある

このように生活障害を補い安心して暮らせる生活環境は，家族の適切な理解と態度に支えられるものであり，本項で取り上げた工夫によって物理的環境を整えるだけでなく，家族へのサポートも併せて行うことが不可欠である．

 まとめのひとこと

本項では，家庭内の生活障害を補う工夫を，事例を通して振り返った．これはほんのささやかな一例に過ぎないが，認知症の入口にいる本人・家族を勇気づける試みでもあった．

冒頭でも述べたように，認知症本人にとって生活障害は，自己像の喪失と同義の場合があり，生活障害を補う工夫をともに考える支援は，それに対峙する本人を全人的に支える支援でもある[4]．生活障害は本人に自己像の再構築だけでなく，さらに役割の逆転を招いた家族との関係性の再編をも迫る．Aさんは日々刻々と流れる時間の連続性を，自分のみでは把握できなくなった悔しさや，妻に頼らざるをえなくなった寄る辺なさに対峙していた．妻も，目の前のAさんが，かつて自分が頼ってきたその人ではない寂しさと向き合っていた．抗えぬ喪失と向き合う双方の気持ちを受け止めながら，本人がうまく伝えられない心の内を家族に届け，それを受け止める家族の戸惑いを支えることも重要である．

生活障害を補う支援は，本人が自己肯定感を取り戻すための支援であり，家族に介護が否定的側面のみならず，成長にもつながる肯定的側面もあるという気づきを与える支援でもある．これらの支援が，後の本人・家族の展望につながることを願いつつ，われわれ医療者は，前向きで実践的な工夫をさらに一覧に追加できるように今後も研鑽を積んでいく必要がある．

文献

1) 粟田主一（編）：認知症初期集中支援チーム実践テキストブック―DASCによる認知症アセスメントと初期支援．中央法規出版, 2015.
   ＜認知症の基礎知識，アセスメントなど，チームでの初期支援法が具体的にわかる一冊＞
2) 朝田隆：認知症の生活障害とその対応．精神神経医学雑誌 115(12)：1216-1222, 2013.
   ＜本人の能力を最大限に活かす，生活障害への対応の基本についての概説＞
3) 扇澤史子, 他：家族介護者が高齢者に物忘れ外来受診を促す理由についての検討―健常, MCIおよび主な認知症の比較．老年精神医学雑誌 26(増刊2)：182, 2015.
   ＜もの忘れ外来を初診した家族の動機を検討した調査報告＞
4) 扇澤史子：認知症本人とともに考える生活障害へのアプローチ―認知症初期の記憶障害や見当識障害に起因する生活障害を中心に．老年精神医学雑誌 26(9)：973-981, 2015.
   ＜本人とともに生活障害を補う工夫を模索した事例と工夫一覧＞
5) 松田修：認知症の人の日常生活支援とQOL．老年精神医学雑誌 23(12)：1423-1430, 2012.
   ＜個人の能力に応じた適切な生活環境を提供する日常生活支援の方法を概説＞
6) 斎藤正彦（監）：家族の認知症に気づいて支える本：微候と対応がイラストでよくわかる．小学館, 2013.

　　　　＜認知症前駆状態からの本人の気持ちを理解し，生活を支えていくための情報が満載＞

7）大島千帆：イラスト　家族も安心　認知症ケア―やさしい住まい・暮らしの工夫．家の光協会，2013.
　　　　＜家族の負担を減じ，認知症高齢者が自宅で暮らすための工夫をイラストで紹介＞

8）佐藤雅彦：認知症になった私が伝えたいこと．大月書店，2014.
　　　　＜当事者ならではの不安や悩み，生活上の障害や工夫を紹介＞

9）松田　修：認知機能低下を補う支援技術（ATC）とセーフティーネット；安心して暮らせる生活環境をつくるために．老年精神医学雑誌26(4)：391-397, 2015.
　　　　＜認知機能低下を補い，認知症でも安心して暮らせる環境のために必要な4つの条件を紹介＞

（扇澤史子）

家庭内でできること　　**125**

もう悩まない，BPSDへの対処法

認知症の人の思いを知る

ポイント

- 認知症を病むと役割や居場所を失って孤立し，寄る辺なく不安な状態になりやすい
- 認知症の人は，多くの場合周囲から励まし等の"指摘"に対して早期から「叱られる」と受け止める
- 認知症の人のBPSDのほとんどは，心理社会的構造"からくり"に基づき周囲の状況との絡みで発生する
- 認知症の人とのつながりを取り戻し，認知症の人が安心できる居場所や対応が大切である

　認知症の医療やケアをめぐる課題は多いが，その1つは行動・心理症状（BPSD）への対応であろう．BPSDのために，入院・入所につながりやすいという報告は多い．認知症の人が住み慣れた地域で暮らし続けるためにもBPSDへの対処は重要課題である．BPSDといっても原因はいろいろあって，脳の器質的背景と直接的に関連したものや身体の不調などを原因とする場合などあるが，その多くは認知症の人と周囲の状況との絡みで発生し，家人など介護する人との間で問題になりやすい．

　BPSDへの医療やケアを行う際に大切にしなければならないことは，認知症の人はどんな思いで暮らしているのか，認知症の人と身近な人など周囲の人との関係性はどうなっているのかなどについて知ることである．筆

126　第2章　認知症診療，こんなときどうする？

者らは, 1993年から始めた, 激しいBPSDをもった認知症の人を対象とする重度認知症患者デイケア(以下デイケアと記す)を経験[1]するなかで, 認知症の人の発する言葉(つぶやきや手記)に注目し記録してきた. それらの言葉から認知症の人たちのつらく不安な胸のうちを知ることができただけでなく, 認知症の経過には, 多くの場合共通する"恍惚の人[2]"的認知症観(何もかもわからなくなる怖い病のようなマイナスイメージ)によってつくられる, 心理社会的な構造(筆者らは"からくり"と呼んでいる)があることを知った.

認知症のBPSDに関しては, これまでは, 十人十色とみなされ個別的にとらえられる傾向が強かったが, "からくり"を知ることで, 認知症の人の多くのBPSDの発現機序が理解でき, 対応への道筋がつきやすいことがわかった.

認知症の人の不安やつらさの内実

筆者らはデイケアを開設して以来, 認知症の人のつらく不安な心のうちを報告してきた[3]が, 現在ではわが国の若年性認知症の当事者が自ら体験発表し書籍など[4,5]でも詳しく述べている. 認知症の人たちの不安やつらさの内実は, まずは何といっても認知症に対する恐れと中核症状の進行にまつわるものである. 記憶障害や見当識障害あるいは実行機能障害など, それまでできたことができなくなること(中核症状)に戸惑い, 嘆き, 不安やつらさを感じているのである. 落ち込み, 自信をなくす人も珍しくはない.

しかし, 認知症の人たちの言動を注意深く観察すると, 認知症の人たちをそれ以上に不安でつらく感じさせていることがあった. それは認知症になりゆく経過のなかで, 自分と身近な周囲の人たちとの関係性が, 認知症になる前とは違った状況になることによる不安やつらさであった. 多くの認知症の人が思い悩んでいたが, 同様の事例を経験していくうちに, 認知症を病むということは, 身近な人とのつながりをなくし, 家族に囲まれているのに疎んじられ, 孤立し孤独になって, それが認知症の人の不安やつらさを増幅させていると思うようになった. その傾向はBPSDのある人たちでは顕著であった.

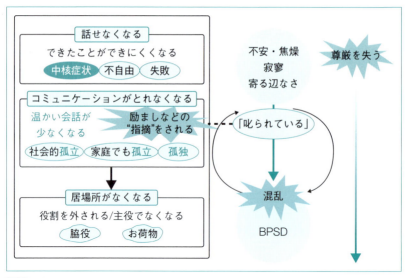

図1 認知症の経過と心理社会的構造("からくり")

認知症の経過と心理社会的構造("からくり")（図1）[6]

　認知症の人の不安やつらさなどを受け止め，経過をみていくと，認知症の経過には心理社会的な構造("からくり")があることがわかったが，それは，"恍惚の人"的認知症観に支配された周囲の人と認知症の人との葛藤の表現であり，BPSDは周囲の人の言動に対する認知症の人のストレス反応であることを示していた．"からくり"を知ることは，BPSDへの対処のみならず，認知症の人や家族への支援にとっても大いに役立つので，以下に詳述する．

コミュニケーション能力の低下とともに，つながりをなくし安心できなくなる

　認知症を発症すると，中核症状のために生活上の不自由や失敗を経験するようになるが，最も大きな不自由は，言葉をタイミングよく使えなくなることであろう．認知症の人は，発言しようとしても言葉の想起がしにくくなり，話そうとした内容を思わず忘れてしまうことも多くなって，ほとん

どが他者との会話についていけなくなる．周囲との会話の場面について「自分が追われているような気がする」，「今，今とせかされると困る」と手記に綴った人がいた．家人や友人に気楽に話す（相談する）こともできず，認知症に対する恐れと中核症状の進行によるつらさや不安とともに，急速に孤立感，孤独感を抱くようになる．

　言葉がスムーズに話せなくなると，コミュニケーション能力は急速に低下する．周囲の人たちに認知症になったとみなされる頃には，多くの場合友人付き合いや近所付き合いがなくなっていく．認知症の人自身が「こんな自分の姿は見せたくない」などの思いをもつ場合もあり，引きこもりがちになって社会的なつながりは急速に失われるのが普通である．

　似たような状況は，早晩家庭においても顕在化する．家族の団欒のなかにいても，認知症の人は自発的に話すことが少なくなり，口数が減ってくる．自ら話さなくなった認知症の人を，家族は「（ぼけて）わからなくなった」と思ってしまい，ついつい認知症の人に話しかけるなど，会話にいざなうことをしなくなる．話しかけても見当違いの答えが返ってくるようになると，多くの場合，家人と認知症の人とのさりげない温かい会話は激減する．認知症の人にとっては，家族の会話を聞いてはいても，話題に参加できなくて，「蚊帳の外」体験が多くなり，相手にされず1人取り残された感じをもつようになる．ある人は「のけ者にされている」と述べたが，家族のなかにいても孤立感・孤独感が日々募っていき，気がつくと認知症の人にとっては，愛しい家族とともにいても寄る辺ない状態になっているのである．家族から疎んじられ，寄る辺ない認知症の人が「独りぼっち」，「寂しい」などとつぶやく．

　一方では，認知症の人は認知症のかなり早い段階から「できない人」とみなされ，公私とも役割を奪われやすい．火の不始末から主婦の座を追われる人，家での「上座」という役割や立場をなくす人も珍しくない．多くの認知症の人にとって自らの家でさえ安心できる居場所ではなくなるのである．

孤立し孤独で寄る辺ない認知症の人は「叱られ（続け）る」ストレスを負う

　身近な人とのつながりをなくし，不安でつらいうえに，孤立し孤独で寄る辺ない存在となる認知症の人にどう接するかは最も大切な課題である．しかしほとんどの場合，周囲の人はそうした状況を理解していない．逆に認知症の人にとってはつらい対応をしてしまう．多くの家族が「認知症になってほしくない」との思いをもって，中核症状としての言葉や行為のささいな失敗を，病であると黙って受け止めることができない．早期から悲しんだり，苛立ったりしながら，励まし・願望や批判を込めて，「違うでしょ」，「こうするんでしょ」などと言い，こと細かく"指摘"するのが常となる．

　筆者らの経験では，認知症の経過において，認知症の人よりも介護する側の焦りや苛立ちのほうがより強くなりやすい．何か月も経つと，多くの場合は，眉間に皺を寄せ認知症の人を励まし注意するようになる．「なぜそんな怖い顔をしているのか」と家人に向かってつぶやいた認知症の人がいた．BPSDのある認知症の人が，そのような介護する人の対応について「叱られている」と表現したが，多くの認知症の人に確かめると，BPSDが出現するかなり前から，すでに「叱られる」という思いをもつようになることもわかった．しかし家人には，会話にいざなわずのけ者にしていることはもとより，「叱っている」ことも「怖い顔」も多くの場合意識にはない．

誰もが陥りやすい，BPSD 発現にいたる"からくり"

　認知症という脳に病をもった人は，寄る辺ない状態で「叱られ（続け）る」というストレスに耐えられない．叱られるいわれがないというかのごとく，「何も悪いことはしていない」と必死に訴える人がいた．また理由もないのに叱られ責められてばかりいるからか，「自分はいらない存在だ」と嘆く人がいるが，同じ文脈で「死んだほうがいい」とつぶやく人や「どこかに捨ててくれ」とか「殺してくれ」と叫ぶ人もいた．

　多くの人が叱られ続けることで急速に自尊心を低下させるが，穏やかさをなくし表情が硬くなるようになれば要注意である．不安や緊張が一段と強まり，周囲のちょっとした言葉や態度が契機となって，本格的な BPSD

につながりやすいからである．BPSDは寄る辺ない認知症の人の叫び（急性ストレス反応）であるが，どのようなBPSDにつながるのかは，認知症の人の性差や性格，家族・介護者の性差や性格，それに家族関係のありようなどをみれば，ある程度予想がつく．

実際に本格的なBPSDが出現すると，家族の戸惑いは大きく，対応疲れと緊張のなかで苛立ち，認知症の人への叱責が強まることになる．結果的にBPSDのさらなる悪化につながるという悪循環に陥る．認知症の人はもちろんだが，介護者は誰にも相談できず，どうしていいかわからず，虐待をしてしまうこともあり，介護疲れでうつ状態に陥る場合も少なくない．まれに無理心中もある．

まとめのひとこと："からくり"の効用と対処法

以上"からくり"について述べた．"からくり"の典型はアルツハイマー病（AD）ではあるが，認知症の種類（脳の器質的所見の違い）や家族関係の良し悪しを問わず"からくり"には誰もがはまりやすい．"からくり"を知ることで，認知症を病むことの経過のみならず，BPSDの発生機序が理解でき，BPSDへの対処の仕方やBPSDを予防し減らす道が開けるのである．

"からくり"を知れば，認知症のごく初期から"からくり"にはまらないように，認知症の人と家族など周囲の人を支援することができる．すでに"からくり"にはまり，BPSDで困っている場合には"からくり"から抜け出す手立てを得ることができる．かかりつけ医でも認知症に関心のある人にとっては，"からくり"を知ることは有用である．

具体的な対応として，認知症の人には，不自由が大きくなっても周囲の人に協力してもらいながら，認知症と有意義に付き合っていくことができることを伝えていく．家族など身近な人には，認知症の人の不安やつらさを受け止めたうえで，認知症の人に感謝の言葉を言い，さりげない会話を意識的に行い，認知症の人とのつながりを取り戻すように努力してもらう．会話の内容は，初期には最近の話題もよいが，認知症が進んだ場合には，認知症の人の自慢話や苦労話などの昔話がよい．写真を用いるのもよい．認知症の人の寄る辺なさに寄り添う医療・ケアが大切なのである．

また中核症状に対しても，周囲の人たちに可能な限り受け入れてもら

い，励ましなどの"指摘"を少なくすることの大切さを伝える．会話があって"指摘"が減ることで，BPSD の多くは軽快し，認知症の人は穏やかになり，結果的に介護負担も軽減することになるのである．

しかし，BPSD のために認知症の人の混乱が大きい場合や家族の葛藤が強く介護疲れがみられる場合などは，薬物療法や重度認知症患者デイケアの利用が行われ，時には入院治療が必要になる．

文献

1) 高橋幸男：認知症高齢者への集団精神療法（生活リハビリ活動）．精神科臨床サービス 7(3)：403-406, 2007.
2) 有吉佐和子：恍惚の人．新潮社, 1972.
3) 高橋幸男：認知症の非薬物療法(5)心理教育（サイコエデュケーション）．老年精神医学雑誌18(9)：1005-1010, 2007.
4) 中村成信：ぼくが前を向いて歩く理由─事件，ピック病を超えて，いまを生きる．中央法規出版, 2011.
5) 佐藤雅彦：認知症になった私が伝えたいこと．大月書店, 2014.
6) 高橋幸男：外来診療における医師に必要な「まなざし」．木之下徹（編）：スーパー総合医 認知症医療．pp301-306, 中山書店, 2014.

（高橋幸男）

もう悩まない，BPSD への対処法

BPSD への
抗精神病薬の使い方

ポイント

- BPSD には，非薬物的介入が最優先である
- やむを得ず抗精神病薬を使用する際には，本人あるいは家族・介護者の同意を得る
- 使用にあたってはガイドラインを遵守し，常に減薬・中止の努力を行う

　BPSD の各症状に対する薬物療法の有用性をランダム化比較試験（randomized controlled trial：RCT）で有意に示したものはなく，BPSD に対しては非薬物的介入を最優先すべきである．さらに，十分なケアや適切な環境によって BPSD を予防，あるいは，軽減するという報告は極めて多く，認知症をもつ人への臨床では，いかに BPSD を発生させないようにするかという観点が重要である．

　本項では，その前提で，BPSD に対する抗精神病薬の使い方について，2016 年に改訂された「かかりつけ医のための BPSD に対応する向精神薬使用ガイドライン（第 2 版）」（以下，「BPSD ガイドライン」と記す）[1]を中心に述べる．

表1 抗精神病薬の副作用

眠気，ふらつき，過鎮静，歩行障害，嚥下障害，構音障害，錐体外路症状（寡動，振戦，筋固縮など），起立性低血圧，食欲低下，認知機能低下，脳血管障害，遅発性ジスキネジア，転倒・骨折や死亡リスクの上昇など

表2 抗精神病薬の死亡リスク

	死亡リスク上昇率	NNH*
ハロペリドール	3.8%（95% CI, 1.0-6.6%；p＜.01）	26（95% CI, 15-99）
リスペリドン	3.7%（95% CI, 2.2-5.3%；p＜.01）	27（95% CI, 19-46）
オランザピン	2.5%（95% CI, 0.3-4.7%；p＝.02）	40（95% CI, 21-312）
クエチアピン	2.0%（95% CI, 0.7-3.3%；p＜.01）	50（95% CI, 30-150）

* number needed to harm（害必要数）：1人の死亡が生じるまでに何人が投薬を受けるかを示す．値が大きいほど安全．

〔Maust DT, et al：Antipsychotics, other psychotropics, and the risk of death in patients with dementia：number needed to harm. JAMA Psychiatry 72（5）：438-445, 2015 より改変〕

BPSD に対する抗精神病薬のリスクと使用の是非

　抗精神病薬の副作用やリスクには，**表1**のようなものがある．特に，定型抗精神病薬（ハロペリドール，クロルプロマジン，レボメプロマジンなど）ではリスクが高く，できるだけ使用を控えるべきである．

　副作用が比較的少ないとされる非定型抗精神病薬でも，2005年4月にアメリカ食品医薬品局（FDA）が，「非定型抗精神病薬を高齢者認知症患者のBPSD治療に用いるとプラセボに比べて死亡率が有意に上昇する（1.6～1.7倍）」との勧告を出した[2]．本邦でもこれを受けて議論を重ねた結果，2011年9月28日付厚生労働省通達にて，器質的疾患に伴うせん妄，精神運動興奮状態，易怒性に対し，クエチアピン，ハロペリドール，ペロスピロン，リスペリドンの使用が認められている[3]．

　最近の研究では，認知症患者を対象に抗精神病薬の使用群と未使用群での180日間の死亡リスクを比較した大規模コホート研究があり，**表2**のように各抗精神病薬の死亡リスク上昇を示した結果となっている[4]．しかし，

134　第2章　認知症診療，こんなときどうする？

この研究では，年齢や性別，認知症発症年齢やせん妄の有無などをマッチさせてはいるものの，認知症の重症度や BPSD に関する情報が欠如したデータベースを扱っており，また，RCT ではないという大きな限界がある．一方，幻覚，妄想，焦燥，攻撃性，暴力といった，患者やその周囲を傷つけ，あるいは苦しめる BPSD に対しては，他の治療可能な身体的要因や環境要因，うつ病がないことを確認し，リスクとベネフィットを家族や介護する人と話し合ったうえで抗精神病薬を投与することは，特に長期的な予後が期待できない人たちに対しては正当化されるのではないかとの論調も多い[5, 6]．

BPSD に対する抗精神病薬の使い方

　つまるところ，ベネフィットとリスクを天秤にかけて総合的に判断するしかない．BPSD に対する抗精神病薬の使用は保険適用外であり，本人あるいは家族・介護する人に対して十分な説明を行い，同意・承諾を得るようにする．本来，BPSD に対する抗精神病薬の使用は専門医によることが望ましいが，認知症疾患医療センターなどの専門医療機関と連携をとりながら，「BPSD ガイドライン」[1]を遵守して使用する．

　図1は，「BPSD ガイドライン」[1]の治療アルゴリズムであり，これに従って，「確認要件」を踏まえ，幻覚，妄想，焦燥，興奮，攻撃性といった症状をターゲットに非定型抗精神病薬をできるだけ少量，かつ，短期間で使用していくのが実際的である．その際，年齢，体重，肝・腎・脳機能などの身体状況を勘案して薬剤・用量を設定し，少量から開始し，副作用や薬物相互作用を厳重にモニタリングしながら漸増していく．

　薬物療法を開始する際には，「BPSD ガイドライン」の抗精神病薬のBPSD に対する有効性の評価（表3）[1]や，各薬剤の薬理学的プロフィールと注意点（表4）[1]を参考にして薬剤を選択し，副作用をモニタリングする．

　幻覚，妄想，攻撃性，焦燥に対し，「BPSD ガイドライン」[1]では，まずメマンチンやコリンエステラーゼ阻害薬を使用することを推奨している．これらで改善しない場合にはじめて抗精神病薬の使用を検討する．不安，緊張，易刺激性に対しても抗うつ薬や抗不安薬とともに抗精神病薬を検討する．

BPSD への抗精神病薬の使い方　　**135**

非薬物的介入を最優先する

出現時間，誘因，環境要因などの特徴を探り，家族や介護スタッフとその改善を探る．
デイサービスなどの導入も検討する．

確認要件

- [ ] 他に身体的原因はない（特に感染症，脱水，各種の痛み，視覚・聴覚障害など）
- [ ] 以前からの精神疾患はない（あれば精神科受診が望ましい）
- [ ] 服用中の薬物と関係ない
- [ ] 服薬遵守に問題ない
- [ ] 保険適用外使用も含めて当事者より十分なインフォームド・コンセントが得られている

過食，異食，徘徊 介護への抵抗	向精神薬の有効性を示唆するエビデンスは不十分で科学的根拠に乏しい
睡眠障害	睡眠覚醒リズムの確立のための環境調整を行ったうえで，病態に応じて睡眠導入薬／抗うつ薬／抗精神病薬の使用を検討する
不安，緊張 易刺激性	抗精神病薬，抗不安薬，抗うつ薬の有効性が示唆されているが，抗不安薬は中等度以上の認知症で使用しない．
抑うつ症状 アパシー（無為）	コリンエステラーゼ阻害薬を用い，改善しない場合抗うつ薬の使用を検討する
幻覚・妄想 焦燥，攻撃性	抗認知症薬の副作用を否定した上で，保険適用上の最大用量以下もしくは未服用の場合には，メマンチンやコリンエステラーゼ阻害薬の増量もしくは投与開始も検討可能だが，逆に増悪させることがあるので注意が必要である．これらにより標的症状が改善しない場合は，その薬剤は減量・中止のうえ，抗精神病薬，抑肝散や気分安定薬の使用を検討する（焦燥性興奮に有効との報告はあるが，科学的根拠は不十分）．なお，抗認知症薬は重症度によって保険適用薬が異なるので注意すること

低用量で開始し，症状をみながら漸増する

- どの薬剤でも添付文書の最高用量を超えないこと
- 薬物相互作用に注意すること
- 用量の設定では，年齢，体重，肝・腎，脳機能などの身体的状況を勘案すること

日常生活のチェック

- [ ] 日中の過ごし方の変化
- [ ] 昼間の覚醒度の変化，眠気の有無
- [ ] 夜間の睡眠状態（就眠時間，起床時間，夜間の徘徊回数など）の変化
- [ ] 服薬状況（介護者/家族がどの程度服薬を確認しているかなど）の確認
- [ ] 水分の摂取状況（特に制限を必要としない限り）
- [ ] 食事の摂取状況
- [ ] 排尿や排便の変化
- [ ] パーキンソニズム症状の有無（振戦，筋強剛，寡動，小刻み歩行，前傾姿勢，仮面様顔貌など）
- [ ] 転倒傾向の有無

薬物療法のリスク・ベネフィットを常に考慮する．
QOL の確保に逆効果であると判断すれば減量・中止を行う．

図1 BPSD の治療アルゴリズム*

表3 抗精神病薬の BPSD に対する有効性

- 幻覚・妄想に対して，リスペリドン，オランザピン，アリピプラゾールなどの使用を推奨する．クエチアピンの使用を考慮してもよい．
- DLB の BPSD に対して，クエチアピンとオランザピンの使用を考慮してもよい．
- 不安に対して，リスペリドン，オランザピンの使用が推奨され，クエチアピンの使用を考慮してもよい．
- 焦燥性興奮(agitation)には，リスペリドン，アリピプラゾールは有効性が実証されており使用を推奨する．オランザピンについては使用を検討してもよい．チアプリドも興奮や攻撃性に対する有効性が報告され，脳梗塞後遺症に伴う精神興奮・徘徊・せん妄に保険適用もあるため考慮してもよい．
- 暴力や不穏に対して抗精神病薬の使用を考慮してもよい．
- 睡眠障害に，リスペリドンの使用を考慮してもよい．
- 徘徊に対しリスペリドンの使用を考慮してもよいが，科学的根拠が不十分である．
- 性的脱抑制に，抗精神病薬の使用を考慮するが，科学的根拠は不十分である．

〔平成 27 年度厚生労働科学研究費補助金(厚生労働省特別研究事業)認知症に対するかかりつけ医の向精神薬使用の適正化に関する調査研究班：かかりつけ医のための BPSD に対応する向精神薬使用ガイドライン(第 2 版)より改変〕

　薬物療法においても，幻覚や妄想などの精神症状を消失させることを目的に治療するのではなく，その精神症状に対して本人が苦しめられているか，あるいは，日常生活に支障があるかによって時には薬物療法を行わない判断をすることも大事である．たとえば，DLB でみられる幻視に対して抗精神病薬を使用する場合には，「幻視が消える」まで増量するのではなく，「幻視によって障害されていた日常生活動作(ADL)や QOL がある程度改善する」ところでとどめることが肝要である．患者が幻視とうまく折り合いをつけて過ごすことができ，幻視自体があまり生活上問題になっていない場合には，抗精神病薬はそもそも不要である．妄想のなかでも認知症でよくみられる物盗られ妄想は薬物療法があまり有効ではない．また，幻覚も繰り返し体験することによって幻覚として認識できていくこともあり，「害がないこと」を伝え，安心させるだけでも十分なことが多い．

*〔平成 27 年度厚生労働科学研究費補助金(厚生労働特別研究事業)認知症に対するかかりつけ医の向精神薬使用の適正化に関する調査研究班：かかりつけ医のためのBPSD に対応する向精神薬使用ガイドライン(第 2 版)より改変〕

表4 BPSD への使用を検討できる抗精神病薬の薬理学プロフィール

作用機序	薬剤名	注意点	半減期(h)	用量(mg)
セロトニン受容体・ドパミン受容体遮断	リスペリドン	高血糖あるいは糖尿病を合併している場合にも使用可能 パーキンソン症状に注意	20～24	0.5～2.0
	クエチアピン	高血糖あるいは糖尿病では禁忌 DLB に対して使用を考慮してもよい 鎮静・催眠作用あり	6～7	25～100
	オランザピン	高血糖あるいは糖尿病では禁忌 DLB に対して使用を考慮してもよい 鎮静・催眠作用あり	22～35	2.5～10
ドパミン受容体部分刺激	アリピプラゾール	高血糖あるいは糖尿病では慎重投与 鎮静・催眠作用が弱い	47～68	3～9

〔平成27年度厚生労働科学研究費補助金(厚生労働特別研究事業)認知症に対するかかりつけ医の向精神薬使用の適正化に関する調査研究班:かかりつけ医のための BPSD に対応する向精神薬使用ガイドライン(第2版)より改変〕

実際に処方するときには

　日常生活に支障をきたす精神症状がある場合には，以下の処方を検討する.

処方例

1) クエチアピン(セロクエル®)　10～25 mg(分1 眠前)
　　＊錐体外路症状の副作用が最も少なく，高齢者でも使いやすい. 催眠作用があり睡眠薬の併用がなくても催眠可能. ただし，糖尿病で禁忌.

2) ペロスピロン(ルーラン®)　2～4 mg(分1 夕食後あるいは眠前)

3) リスペリドン(リスパダール®)　内用液 0.5 mL(分1 夕食後あるいは眠前)

これらを最少用量から開始する．そして，2週間かけて効果判定を行い，増量するか否かを決めるが，副作用が出現しているか，あるいは，効果がない場合には速やかに中止する．特に，悪性症候群などの重篤な副作用が出現した場合には直ちに中止する．抗精神病薬の副作用は，1か月以上経過してから出現することもあり注意を要する．他の抗精神病薬への変更も検討するが，2剤以上の抗精神病薬の併用は避ける．

さらに，症状が安定化したら，減薬・中止の努力もすべきである．抗精神病薬の用量が少なく，治療開始時のBPSDの重症度が軽い場合には，薬剤の中止によって症状あるいは行動が悪化しないこと[7]，さらには薬物継続群では生存率が低下することが報告されている[8]．

まとめのひとこと

BPSDでは，まず，非薬物的介入を検討・実施し，どうしても改善しない，幻覚，妄想，攻撃性，焦燥に対して，家族や介護する人と相談して，可能なら認知症専門医の診断と治療方針の下に，抗精神病薬を少量から使用する．常に副作用をモニタリングしながら減量・中止を検討する．認知症疾患医療センターとの連携も不可欠である．

文献

1) 平成27年度厚生労働科学研究費補助金（厚生労働特別研究事業）認知症に対するかかりつけ医の向精神薬使用の適正化に関する調査研究班：かかりつけ医のためのBPSDに対応する向精神薬使用ガイドライン（第2版）．2015．
http://www.mhlw.go.jp/file/06-Seisakujouhou-12300000-Roukenkyoku/0000140619.pdf（2017.7.11アクセス）
2) FDA：Public Health Advisory: Deaths With Antipsychotics in Elderly Patients With Behavioral Disturbances.
http://www.fda.gov/Drugs/DrugSafety/PostmarketDrugSafetyInformationforPatientsandProviders/ucm053171.htm（2017.7.11アクセス）
3) 社会保険診療報酬支払基金：平成23年9月26日 第9次提供事例（80事例）．2011．
http://www.ssk.or.jp/shinryohoshu/teikyojirei/yakuzai/index.files/y_jirei_H230926.pdf（2017.7.11アクセス）
4) Maust DT, et al：Antipsychotics, other psychotropics, and the risk of death in patients with dementia: number needed to harm. JAMA Psychiatry 72(5)：438-445, 2015.
5) Rabins PV, et al：Antipsychotic drugs in dementia: what should be made of the risks? JAMA 294(15)：1963-1965, 2005.
6) Treloar A, et al：Ethical dilemmas: should antipsychotics ever be prescribed for people

with dementia? Br J Psychiatry. 197(2) : 88-90, 2010.

7) Ballard C, et al : A randomised, blinded, placebo-controlled trial in dementia patients continuing or stopping neuroleptics (the DART-AD trial). PLoS Med 5(4) : e76, 2008.

8) Ballard C, et al : The dementia antipsychotic withdrawal trial (DART-AD) : long-term follow-up of a randomised placebo-controlled trial. Lancet Neurol 8(2) : 151-157, 2009.

（金井貴夫）

もう悩まない，BPSD への対処法

こんなときどうする？①
帰宅願望

> **ポイント**
>
> ・認知症の人にとって帰宅願望は，わが家が居心地の悪い場所となっていることを示している
> ・認知症の人の帰宅願望は，癒しを求めて認知症の人にとって安心できる場所に帰ろうとする行為である
> ・認知症の人と周囲のつながりを取り戻し，認知症の人が安心できる居場所や対応が大切である

　BPSD の多くは，認知症の人と周囲の状況との絡みで生じている可能性を常に念頭においておくべきであるが，その際認知症の人がどのような思いでいるのかを知ることが大切になる.

　そのためには，「認知症の人の思いを知る」（➡ p.126）で詳述したが，多くの認知症の人たちの言葉から得られた知見として，認知症になりゆく経過には，認知症に対する "恍惚の人" 的認知症観によってつくられる心理社会的な構造（以下 "からくり" と記す）がある. 認知症の人の心の動きを知る手がかりになり，BPSD の発現機序を理解しやすいので，今一度 "からくり" の要点を示しておく.

認知症になりゆく経過の心理社会的構造
("からくり")

①認知症の人の多くは，認知症の恐れを感じていて将来に不安があり，実際に中核症状の進行に不安やつらさを感じている．まだ軽度の段階でも言葉がタイミングよく話せなくなり，自発的に話すことが苦手になり，コミュニケーション能力が落ちる．

②コミュニケーションが取りにくくなると，「わからなくなった」と思われて，周囲からの温かい声がけが激減する．

③周囲の人とのつながりをなくしていくが，地域でも家族のなかでも孤立しやすく，強い不安のなかで，孤独で寂しく，寄る辺のない状態になりやすい．

④公私とも種々の役割を奪われ居場所を追われやすい．

⑤中核症状による不自由や失敗によって疎んじられやすくなる場合もあるが，周囲から「しっかりして」という励ましや願望の"指摘"が続く．本人より周囲の人の焦りや苛立ちが目立つようになり，眉間にしわを寄せて励ますようになる．認知症の人はそれを早期から「叱られる」と受け止める．

⑥日常的に叱られ続けることで尊厳を失い，限界に来たときにBPSDが発現する．BPSDは急性ストレス反応（異常体験反応）であり，認知症の人の叫びである．

⑦BPSDが生じるかどうかは，本人および介護者の性差や性格，家族関係のありようなどによってある程度予想できる．

⑧BPSDが生じると，"指摘（叱責）"が強まり，BPSDをさらに悪化させ，結果的に家人も苦しめるという悪循環に陥る．虐待につながることもあるが，家人も介護疲れでうつ状態になりやすい．まれに無理心中が起こることもある．

以上の"からくり"を知ることで，"からくり"にはまり，BPSDで困っている場合には，"からくり"から抜け出す手立てを得てBPSDを解消させることができる．

帰宅願望はなぜ生じるか[1]

　本項では，BPSD として「帰宅願望」を取り上げるが，帰宅願望を訴える認知症の人は決して少なくない．この場合，デイケアやデイサービスあるいはショートステイなど施設からわが家に「帰る」という帰宅願望と，わが家にいながら「帰る」という帰宅願望とがあるだろう．

　前者は，認知症の人の意思に反して施設利用をさせられたときや，施設の対応に不満があるときなどに見られるが，認知症の人にとっては安心できるわが家に帰りたいという当然の願望であり，単純に BPSD とはいえない．BPSD として問題なのは後者であろう．わが家にいながら「帰る」というのである．「家に帰る」とか「実家に帰る」と言う人や「帰る」としか言わない人もいる．さらに「家族が待っているから帰る」などと言う場合や，自分の連れ合いや子どもなどが待っていると具体的に話すこともある．こういう場合に，"家や家族がわからなくなった"とみなされ，見当識障害や失認など認知症の症状として，あるいはせん妄状態のような意識障害として説明されたりすることが多い．対応の方法も，認知症の人と一緒に歩いたりして，気持ちが変わるのを待つような対症療法的方法が推奨されたりすることもある．

　しかし，それでは認知症の人の気持ちには届かないだろう．そもそも「帰る」と言う場合に，認知症の人が使う「帰る」という言葉が，私たちが使う「帰る」と別の意味の言葉であるとか，私たちと違う文脈で用いられるなどということがありうるだろうか．

　私たちが，「帰る」という場合，普通は「家に帰る」，「田舎(故郷)に帰る」，「日本に帰る」など，「安心・安堵できるところ，あるいは心が休まるところ，癒されるところに戻る」という思いがある．そして「帰る」気持ちになる場合，前提として心身が疲れた状態や不安な状態，あるいは居心地の悪い状態であることが多いであろう．

　認知症の人とて同じ感覚をもっているに違いない．私たちとの違いは，わが家にいながら，別の「家」に帰りたいことである．

　"からくり"によれば，多くの場合，認知症の人にとって，家庭が暮らしにくい場所になっていることを示している．わが家は本来最も安心できる

こんなときどうする？　①帰宅願望　　143

居場所であるはずなのに，認知症になりゆく過程で，それまでのようにわが家で穏やかに過ごせなくなるのである．

Case 1

中等度の AD で，夫と 2 人暮らしの 76 歳女性（A さん）

　夫が小さな会社を経営し，夫に従い事務職として会社を手伝った．夫婦仲がよかった．

　1 年前からもの忘れが多くなった．同じことを何度も言い，夫が頼んでいた用件を忘れることが多くなった．最近になって，「帰る」と言い出し，認知症を心配する夫に連れられて当院を受診した．これまでの経過や各種検査〔MMSE 18 点，MRI にて海馬の萎縮あり〕所見などから AD と診断．

　主訴は，もの忘れだが，夫は，本人が「帰る」などと馬鹿なことを言う，とイライラしたように言い，何とかしてくれと言う．本人に，その旨を聞くと「夫が怒るから……帰る……別れるみたいになって……」，「ボロかすみたいに言われて……もうここにおらんでもいいわってみたいになる……別れてもいいわって……」と述べた．

Case 2

中等度の AD で，息子と 2 人暮らしの 86 歳女性（B さん）

　母親思いの息子と 2 人暮らし．もともと争いごとは好まぬ穏やかな人であった．5 年前に夫を亡くしたが，その後もの忘れが多くなった．会話の受け答えはできるが，話の内容は覚えていなかった．1 年くらい前から，時々息子を夫と間違うときや，息子のことがわからなくなるときがあった．その頃から，自分の家を自分の家ではないと言うことがあったが，最近になって「家に帰る」と言うようになり，毎日荷造りをして，家を出ようとするようになった．さらに「帰る……息子が待っている」と言うようになったことから，困った息子に連れられて当院受診となった．

第 2 章　認知症診療，こんなときどうする？

初診時のBさんはやや多幸的な感じであり，年齢を問うと56歳と答えたが，生年月日は正答した．MMSEは14点であった．臨床経過と種々の検査所見からADと診断した．

Bさんに，「家に帰る」と言った件について問うと，そんなことは言っていないといい，「いい息子です」と言う．しかし「時々叱られるけど」と言った．

「帰る」という言葉の背景にある心情とは

Case 1 のAさんも Case 2 のBさんも，「帰る」という言動をどう解釈するか確認するため，"からくり"的にどうなっているかを確認した．Aさんの場合，夫はAさんが認知症になることを認めたくなかった．「ぼけてもらっちゃ困る」，「できたことはしてもらわんといけん」と言う．Aさんの認知症が始まってからの生活を聞いてみると，程なく以前のような夫婦の会話はなくなっていことがわかった．Aさんが以前のように話さなくなったが，夫も「言ってもわからんから」と思い話さなくなったと言う．しかし，認知症になったことを認めたくない夫は，Aさんが言い間違えたときや，忘れたりしたときに，「何を言っている！」，「しっかりしろ！」と励ましの注意をしていた．いつ頃からか，本人が「帰る」と言いだしたが，「ここがお前の家だ」と言っても，本人が納得しないため，夫は苛立って叱責していたということであった．Aさんは「怒られている」と言っていたが，怒られてばかりいるこんなところにはいたくないという心境であった．

Bさんの場合も，Bさん自身は認知症になりたくない思いが強く，認知症になる自分を認めたがらなかったが，母親に認知症になってほしくない息子は，一生懸命に対応しようとしてBさんの中核症状の進行による種々の不自由を何とかよくしたいと事細かく励ましの指摘をしていた．Bさんからすれば，自分の面倒を見てくれて頼りにしていた息子であるが，いつしかそうした息子の励ましを「叱られる」と受けとめるようになっていた．息子に確認すると，やはり以前のような親子の会話がなくなっていること，会話といえば，もっぱら自分が励ましの指摘をしていること，それも眉

間にしわを寄せた厳しい表情で指摘していることを認めた．

　そうであれば，Bさんの「帰る……息子が待っている」という言葉は，目の前の息子の厳しく叱る顔を見ているうちに，「こんなところには居たくない」，「優しい息子が待っている家に帰りたい」という思いとして表現されたものであろう．そう話すと息子は納得したが，Bさんも，やさしい表情になった．「私の言っていることわかりますか？」と問うと，「その通りです」と答えた．

 まとめのひとこと

　認知症の人は，脳に障害をもっており，叱られるというストレスに耐えられない．叱られるというのは，攻撃されることであり，限界が来たときに性格的に内気で控え目なタイプは，そうした性格の認知症の人のストレスコーピングともいえるだろうが，その場から立ち去ろうとして「帰る」と言っているように思える．

　Aさんの夫にも，Bさんの息子にも，愛する妻や母親が認知症になってほしくないという気持ちを尊重しつつも，元気だった頃の夫婦や母子のつながりがなくなっていることを説明し，再び元のようなつながりを取り戻す必要があることを伝えた．具体的には，感謝の言葉をかけて，昔の苦労話などをさりげなく話しかけることと，できるだけ励ましの言葉は減らすように伝えた．

　AさんもBさんも抗認知症薬以外の薬物療法は行わなかった．介護の苦労には共感しつつも，家族の努力で「帰る」はなくなっている．家が安心できる居場所であれば認知症の人の「帰る」という帰宅願望は格段に減るだろう．

 文献

1) 高橋幸男：認知症を生きる人と家族の支援．Dementia Japan 26(1)：36-43, 2012.

（高橋幸男）

もう悩まない，BPSD への対処法

こんなときどうする？②

徘徊

ポイント

- 認知症の人にとって徘徊は，多くの場合わが家が居心地の悪い場所となっていることを示している
- 認知症の人の徘徊は，癒しを求めて認知症の人にとって安心できる人や場所を探し求める行為である
- 認知症の人には，周囲の人とつながりがあり，安心できる居場所や対応が大切である

　徘徊は，認知症の人の BPSD のなかでも格段に関心が高く，最近の認知症の人の列車事故以来，大きな社会問題にもなっている．今のところ，認知症の徘徊は社会全体で見守ろうという意識があり，各地で「徘徊見守りネットワーク」のような支援体制ができようとしているが，街づくり・文化づくりの観点からも重要である．一方「徘徊には理由がある」という言い方がなされているが，個別的な対応にとどまっていて，それ以上に踏みこんだとらえ方や対処法については語られていないだろう．

　しかし，筆者は，徘徊だけが認知症の人の BPSD のなかで特別なものとは思っていない．徘徊は，屋内外への動きがあって，鉄道事故や交通事故につながったり行方不明になったりするから問題になるが，他の BPSD と発生機序など本質的には違いはない．

認知症の人のBPSDのほとんどは，認知症の人と周囲の状況との絡みで発生し，認知症の人自身にとっても家族・介護者にとっても困難が大きい．とりわけ，現在は"恍惚の人"的認知症観というマイナスイメージが広く浸透しており，認知症を生きることは，本人はもとより家族も大変なのである．筆者の経験では，多くの認知症の人たちの思いを受け止めてみると，"恍惚の人"的認知症観のもとでは，認知症の人のBPSDの多くは，認知症の人と家族・介護者の間での葛藤状況を反映し，起こるべくして起こっているとさえ思える．もちろんBPSDとしての徘徊もその1つである．

徘徊の種類

徘徊といってもいろいろな種類がある．たとえば，前頭側頭型認知症（FTD）の常同行動として歩き回る場合や，口内炎や便秘など身体的に不快な状態があって落ち着かず動き回るような場合，それに散歩や買い物に出かけ自宅に帰れないで道に迷うような場合などがある．

しかし，それらの数はそれほど多くないだろう．厚生労働省によると徘徊などで行方不明になる人は年間1万人以上いるといわれているが，騒ぎにならない程度の徘徊をしている人はその何倍もいるはずであり，行方不明予備群としてかなり多くの別のタイプがあると考えられる．そのような徘徊する人たちをどうとらえ，どう対処するかが問題なのである．

筆者が出会う認知症の人の徘徊は，見守る家族・介護者にとって，なぜ徘徊するのか理由がわからないという場合がほとんどである．そして，もう1つの事実は，そういう人がデイケア（重度認知症患者デイケア）などに通所すると，デイケアにいる間はほとんど徘徊をすることはなくなるという事実である．

他のBPSDでも同様のことがいえるが，結局は，徘徊はどのような機序で発生し，認知症の人にとって徘徊はどういう意味（理由）があるのかということに帰着するだろう．その際，前節で詳述したが，徘徊も他のBPSD同様に，認知症になりゆく経過に共通して認められる，"恍惚の人"的認知症観に規定された心理社会的構造（"からくり"）のもとで発生しているのである[1]．

> **Case**
>
> ## 中等度 AD で次男と 2 人暮らしの 78 歳女性（C さん）
>
> 　夫を 8 年前に亡くし独居生活を続けていた．穏やかで控えめな性格．夫が亡くなって数年後からもの忘れがあるようになった．かかりつけ医の診たてで認知症と診断され，デイサービスにも通い穏やかに生活していた．母親思いの 3 人の息子が都会にいたが，相談の結果次男が妻子を都会において C さんの面倒を見るために帰ってくることになった．C さんは喜んだ．
>
> 　当初は平穏な毎日が続いたが，次男が帰ってきて 1 か月くらいすると口げんかが絶えないようになった．次第に C さんの口から「死んだほうがいい」という言葉が出るようになる．その後しばらくして，時々 C さんが黙って家を出るようになった．しばらくすると帰ってくるので心配されながらも，息子は行く先を言って出るように話した．しかし，その後も息子の言葉に反応せず，黙って家を出ることが続いたが，ある日帰ってくる時間になっても帰って来なくて騒動になった．方々を皆で探したが，結局は裏の納屋で見つかった．心配した息子に連れられて当院を受診し，問診と種々の検査結果から中等度の AD と診断された．

多幸的な言葉の背景にある心情とは

　初診時の C さんは多幸的であった．問診が始まっても，当初はどこも何ともないという取り繕った態度をしていた．「今日はデイサービスだけどここに来た」と正しく話す．筆者が「息子さんは立派ですね」と問うと，「いい息子ですよ．ありがたいですよ……でも怒られてばかりですけど」と言う．ここで「怒られてばかりいる」という言葉が出たことで，息子に問う．息子は自分としては怒っているつもりはないけど，よく「怒られる」と C さんが言うこと，そして口癖のように「もう死んだほうがいい」と言うことなどを話した．

そこで，筆者は"からくり"的に，Cさんと息子さんの関係がどうなっていたのか確認したが，息子が帰ってきて一緒に暮らすようになってからしばらくするうちに，親子のさりげない会話はほとんどなくなっていた．Cさんから話すことはほとんどなく，会話といえば，認知症になってほしくないため，もの忘れや言い間違い，し間違いに対する息子の励ましの"指摘"や禁止語のような言葉が中心になっていた．「死んだほうがいいと言う認知症の人はおられますよ」と筆者が話すと，Cさんは「私もいつも思っている」と答えた．家から時々外に出ることについては，それを認めたうえで，「（どうしたものか）よくわからない」と言葉を濁した．

　息子が帰ってくる前は，一人暮らしで認知症があってものんびり穏やかに暮らしていたのに，息子が帰ってきて，認知症になってほしくない息子の言動が，生活のあり方を変えたのである．息子は"からくり"を知ることで，認知症になってほしくないという思いから，よかれと思ってとってきた行動が，ことごとくCさんとの親子のつながりをなくし，Cさんを叱ることになって追い詰めてしまったことに気づいた．息子には，感謝の言葉を含め昔話をするなどさりげない会話をして，1年前の親子の関係に戻るべく努力をする必要があることや励ましの"指摘"をできるだけ減らすこと，それができれば，Cさんが「死んだほうがいい」と言うことも家を出て行こうとすることもなくなると伝えた．

　その後も通院を続けているが，息子の対応の変化によって，Cさんは，口癖だった「死んだほうがいい」は言わなくなり，徘徊もなくなった．穏やかにデイサービス通いを続けている．

つながりを求めて，叱られ続ける（攻撃される）場所から逃れる人たち

　"からくり"的に言えば，認知症を病むということは，身近な人とのつながりをなくし，とても不安で孤立し寂しく寄る辺ない存在になることであり，周囲から疎んじられやすく，身近な人からしっかりするように励まされる（叱られる）ことになる．それは認知症の人が「叱られる」という「攻撃」を受けることととらえることができるだろう．

150　第2章　認知症診療，こんなときどうする？

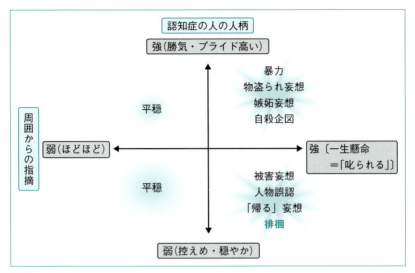

図1 BPSDの位相

　「攻撃」に対する典型的な対処の仕方としては，相手を攻撃し返すか，相手にしたくないと逃げ出すかであろう．"からくり"的には，叱られ続けると，認知症の人たちは，限界が来たときにストレス反応的に行動を起こすことになり，それが種々のBPSDを呈することになる．その際，認知症の人の性格傾向に注目すれば，叱られるという攻撃に対して，勝気でプライドの高い人のなかには，興奮・暴力というBPSDをもって反応する人がいるが，穏やかで控え目な人のなかには，攻撃から逃れようとして家から出て行く形のBPSDを呈する人たちがいるだろう．後者の一群のなかに，「帰る」と言ってわが家から出ようとする人たちがいるのである．

　認知症になると，言葉がでにくくなって自己主張ができにくくなることが一般的である．多くの認知症の人を診ていると，「帰る」と自己主張してわが家を出て行こうとする人たちはいるが，**Case**のCさんのように何も言わずにわが家を出て行こうとする人たちがいることは間違いない．筆者はCさんのようなタイプが多くの徘徊する人たちではないかと考える（**図1**）．なお，徘徊する人の性格的特徴を研究した報告があるのか寡聞にして知らないが，おそらくCさんのように内向的で控え目な人が多いだろう．

まとめのひとこと

「帰る」と言って家を出ようとする認知症の人のなかに,「帰る」先に,自分にとって大切な家族が待っているかのような言い方をする人たちがいる.おそらく徘徊する人の多くは大切な人とつながっていて安心できる(優しい家族が待っているところや,大切に育てられた実家や,充実していた職場や,楽しいデイサービスのような)ところに行こうとしているだろう.認知症の人にとってわが家が安心できる場所であれば,わが家から出て行くことは格段に減るだろうと思う.

文献

1) 高橋幸男:精神科における認知症医療の課題と展望―認知症の人のメンタルヘルスと地域生活支援.老年精神医学雑誌 25(7):731-737, 2014.

(高橋幸男)

もう悩まない，BPSD への対処法

こんなときどうする？③

物盗られ妄想

> **ポイント**
>
> ・物盗られ妄想の背景として重要なのは，エピソード記憶の障害だけではない
> ・本人の精神的孤立，不安感，不如意感，自己満足感の欠乏などの陰性感情が，妄想の力動的原因として働いていると考えられる
> ・生活の不安を取り除き，陰性の感情を埋めるような対応が最も重要である

> **Case**
>
> **誰かが侵入してお金や物を盗むと訴える 82 歳女性**
>
> 　夫と農業を営んでいたが，2 年前に夫が死亡してからは一人暮らしである．一人娘は別の町で所帯をもつ．夫は死亡する前に妻のもの忘れを嘆いていたことがある．葬式の段取りもなかなかできなかった．その後は週に 1 回娘が訪問していたが，もの忘れはあるものの，日常生活は何とかできていた．娘が自身の家のリフォームなどがあり訪問できない時期が数か月ほどあったが，その後訪問してみると，家が乱雑になっており，人が変わったように「物が盗まれる」と興奮して訴えるようになっていた．「誰かが家に入ってきて鞄や鍵を盗んでいく，財

布からお金を抜かれる」という．このことが原因で，近所の人ともトラブルが起こるようになっていた．

娘に無理やり連れられて受診したもの忘れ外来での診察では，「もの忘れはするけれど困るほどではない」，「それより泥棒を何とかしてほしい」と医師に訴えた．MMSE は 22 点，3 単語遅延再生は 0/3 点，時の見当識 2/5 点，7 シリーズ 3/5 点であった．脳 CT では軽度の海馬萎縮を認めた．本人には「アルツハイマーの変化が脳に起こってきているために物忘れをするようになっています．援助を受けて生活すればこれからも楽しく暮らせるので，ぜひ介護認定を申請してサービスを受けてください」という趣旨の説明を行い，娘には病名とともに，対応や介護サービス導入の指導を行った．本人は診断についても，娘以外の人に援助を受けることについても納得はしなかったが，しばらく外来に通ってもらうことだけは何とか了解した．

その後の外来でも妄想はなかなか改善せず，「部屋がかき回されるので，私が物を捜せない」，「新しい下着が古い下着にすり替えられている」といった訴えをすることもあった．娘の希望もあり，コリンエステラーゼ阻害薬を処方したが，妄想は全く改善しなかった．

物盗られ妄想と記憶障害の関係

物盗られ妄想の典型例では，自分が大事だと思っているものをどこかに隠したり，心配になって隠し場所を変えたりすることから始まる場合が多い．隠した場所を忘れたり，さらには隠し場所を変えたという自分の行為そのものを忘れているので，「あるはずの場所にない，自分はここに置いておいたはずだ，ないのは誰かが盗ったとしか考えられない」というように考えるのは，一見理屈に合っている．したがって，物盗られ妄想の最大の原因は自身の行為を忘れてしまうエピソード記憶の障害であるという結論になる．

しかし，記憶障害のために物を捜している AD の人は多いが，その全員が物盗られ妄想を呈するわけではない．物盗られ妄想に発展するためには，それなりの条件があるはずである．また，さほど記憶障害が強くない人

や記憶障害がほとんどない人でも物盗られ妄想を呈する場合もある．加えて，しばしば物盗られ妄想と同時に，物をすり替えられているという「物すり替えられ妄想」や，物の置き場所が変わっているという「物置き換えられ妄想」，さらには部屋に誰かが入ってかき回しているという「部屋かき回され妄想」などが同時に起こる場合がある．こうした妄想の原因をすべて記憶障害に求めることは困難である．したがって，物盗られ妄想の第一義的な原因が記憶障害にあるとはいえない．

物盗られ妄想の心理的背景

　物盗られ妄想を呈している認知症の人の心理的背景には，精神的孤立と不安感があると感じられる．さらに，なぜか物事が自分の思い通りに運ばないという不如意感，焦燥感がある．実際，自分は何も悪いことはしていないはずなのに，なぜかこれまでのように物事がうまく運ばないのである．うまくいかないのは，実は病気による能力低下のためなのだが，そう簡単には「病気の症状である」ことを理解し納得することはできない．また，楽しいことが何もないという自己満足感の欠如も加わっていることが多い．そして，周囲の人との関係性がうまくいっていない場合や，関係性が逆転してしまったことを不快に感じている場合は，周囲への反発心や被害者意識が加わってくる．こうした心理的背景がある場合に捜し物が見つからないと，「誰かが私の邪魔をしている，私の物を盗って困らせている」と考えるのは，自然の成り行きかもしれない．

　また，健常人ならば金銭や通帳を何度も確認するようなことは少ないと思われるが，認知症の人はそれをすることが多い．そんなことをしないと心が満たされないという心理状態に陥ってしまっていることこそが，妄想形成の背景にあると考えられる．認知症の人は自分の差配できることが少なくなり，周囲との関係性のなかで自分の地位の低下を漠然と感じていることが多い．いろいろなものを失っていく喪失感のなかで，自分を守ってくれる（あるいは自分のものとして唯一残っている）通帳やお金を確認することで，自分の不安や自己満足感の欠如を補おうとしていると考えられる．金銭や物などしか自分を満足させるものがない，あるいはお金や物を

確認することでしか不安を解消できない，そういった心理状態になってしまっていること自体が，最も大きな問題なのである．

物盗られ妄想の治療

物盗られ妄想が非常に強固で攻撃性が激しい場合には，抗精神病薬で鎮静をかけることが必要な場合が確かにある．しかし，この場合にも興奮性は改善しても妄想そのものは改善していない場合が多く，パーキンソニズムなどの副作用で困る場合もある．

非薬物的な対応だけで改善する例も非常に多いので，「妄想→抗精神病薬」といった短絡的な治療方針は，厳に慎むべきである．物盗られ妄想が軽度の場合は，家族と一緒にもの忘れ外来に受診して，家族や本人に説明や指導をすると，次回の受診日には「先生，もう言わなくなりました」という家族の報告を受ける場合も決してまれではない．ただ，通常はもう少し時間がかかり，家族が病気の性質や本人の心理状態を理解して対応を変え，さらには本人がデイサービスなどに参加して自分の楽しみを見つけていく過程で，徐々に妄想が消失していくことが多い．何となく不安がなくなって，自分が主役になれる世界をもつだけで症状は改善方向に向かうことが多く，そのような状況に導くことが，物盗られ妄想の最も有効な治療法である．

陰性感情への理解が大切

寂しさ，喪失感，不全感などといった認知症の人がもっている陰性の心理状態は周りの人には見えにくい．逆に取り繕い，反発，攻撃性，被害妄想などは非常に見えやすい．だから，「人が悪くなった，人格が変わった」と周囲の人は感じてしまいがちである．しかし，認知症の人の行動やこころを本当に理解するためには，表に表れた派手な症状に目を奪われるのではなく，その裏に潜在する陰性の感情のほうに目を向ける必要がある．反発や攻撃性の裏に潜む不安，孤独感，喪失感などを感じ取ることが大切である．ほとんどのBPSDに対する本質的な支援は，寂しさや不安，喪失感，といった陰性の感情を薄めることであり，認知症の人の心にできた悲しい大

156 第2章 認知症診療，こんなときどうする？

きな穴を，少しでも埋めるような努力が必要なのである．

Case：その後

　娘は訪問するたびに妄想を訴えられるので嫌気がさして訪問が億劫になっていたが，それを説得して訪問回数を増やしてもらい，できるだけ一緒に買い物や食事をしてもらうようにした．また，なるべく本人の人となりや歴史を認めてほめるべきことを指導した．近所の人には本人の病気について娘から説明し，迷惑をかけて申し訳ないが助けてほしいと援助を依頼してもらった．

　その後，介護認定を受け「要介護1」に認定され，なんとかヘルパーの援助を受け入れるようになり，ついにはデイサービスにも参加するようになった．デイサービスでは本人の役割をほめ，スタッフが本人に感謝できるような，そんな作業をしてもらうようにケア会議で指導した．その後，徐々にではあるが，ようやく妄想は改善した．簡単な経過のようにも聞こえるが，もの忘れ外来の初診から，妄想の改善まですでに1年半を経過していた．そして，この時期にも診察で尋ねると妄想は完全に消失したわけではないのだが，娘やケアマネジャーの観察でも，普段の生活で妄想を訴えることはなくなり，近所とのトラブルもなくなっているとのことであった．

　物盗られ妄想の治療は，重度の場合にはさほど簡単ではない．特に一人暮らしの場合の物盗られ妄想は，その治療に難渋することがしばしばある．本人が医療や援助を拒否している場合はなおさらである．環境整備が最も大切なのであるが，その基本は①生活の不安をなくすこと，②自己満足感を増やすような対応や処置，である．いずれも薬剤治療では不可能であり，本例の場合では①は娘の訪問回数の増やすこととヘルパーの導入であり，②は本人の存在を認めるような会話の指導とデイサービスの導入であった．とはいえ，一筋縄ではいかないこともしばしばあって，そのような場合には，妄想をもっていても本人の生活が成り立つように援助し，こちらが焦らずに長い目で見守ることが必要である．

（松田　実）

もう悩まない，BPSDへの対処法

こんなときどうする？④

家族の顔がわからない（家族誤認）

ポイント

- 身近な親族のことが分からなくなる家族誤認徴候は，最も身近な人が別人になる場合が多く，子供は分かるが配偶者が分からないというケースが多い
- 自分を非難する相手を別人にすることが多く，これまでと異なる関係性の変化や逆転が認知症の人にとって耐えがたいことが推測される
- 注意叱責を止め，病気になる以前のような関係性を保つことが重要である

　身近な家族の顔を認識できなくなるという症状は，家族にとって相当にショックな出来事であろう．全介助に近くなったような病勢が進行した症例ならばともかく，ADLが自立しているような症例に起こる場合には，家族の驚きと落胆は強く，家族がパニックに陥ることもまれではない．

Case 1

「夫の服を勝手に着ないでください」と夫に訴えたADの70歳女性

　夫と娘との3人家族である．初診時MMSE 17点．火の消し忘れなどの失敗はあるも，家事もなんとかこなしている．本人の診察では「娘

の切迫流産で心配しすぎたためにもの忘れをするようになった」と述べるなど取り繕いが強かった．夫にきつく叱られるので落ち込んでいる様子である．心理士には「心配して言ってくれるのだろうけれど，やいやいと言われると死んだほうがましと思ってしまう．実家に帰らせてもらったほうがいいかなと思っている」とその思いを述べている．しっかりしてほしいという思いから，夫が妻の言動の誤りを逐一訂正することが多いことが，娘より報告された．叱責や注意が逆効果であることを夫に説明したが，十分には理解できていなかったように思われる．

その後，夫に対して「あなたはいったい誰ですか．夫は仕事で出ています．夫の服を勝手に着ないでください．早く出て行ってください」と訴えたり，娘に対して夫のことを「このおっさんは誰や」と尋ねたりするようなエピソードが報告された．夫を他人のように言うときでも，娘は正しく認識できており，「この子は私の娘だけど，あなたの子ではない」と夫に対して言うらしい．夫の誤認は間歇的に起こり，正しく認識できている場合のほうが多く，診察室でも夫を認識できている会話であった．

どのようなときに夫の誤認が起こるのかを，夫自身に観察してもらうことにした．すなわち，夫の誤認が起こった際に，そのしばらく前にあった事態を記録するように指導した．次の診察で夫は，「私が注意したり，叱ったりした後には，私を認識できなくなるようです」と報告した．その後，注意叱責を避けるように夫が努力することで，誤認の頻度は格段に減少した．

Case 2

「息子が 2 人いる，長女は別人」と訴える AD の 85 歳女性

子どもは長女，長男，次女の 3 人．長男と 2 人暮らしだが，2 世帯住宅の 2 階には孫夫婦（長女の娘とその夫）が住んでいる．徐々にもの忘れが進行して家事もできなくなったため，長男と言い争いが増え，数か月前からは長女が家事援助のため同居している．最近，長男（A）に対して「もう 1 人の A はどこに行った？」と尋ねたり，食事の際も「も

う1人のAに残しとかなくていいのか」と尋ねるようになった. また, 長女のことを「手伝いをしに来てくれている他人」だと主張するようになった. 幻視のエピソードはなく, 2階に住む孫夫婦のことや時々手助けに来る次女のことは, いつも正しく認識できている.

初診時の診察では, 長男も長女も正しく認識していたが, 長男については「大きい息子と小さい息子がいるような気がする」と言った. 診察時には明らかな誤認がないことが多かったが, 数回後の診察では, 診察室でも長女のことを「近所のおばさん」と答え, 診察医が「娘さんではないの」と問うと「似ているけれども違う」という反応がみられた (Capgras 徴候様の反応).

MMSE は 20 点, パーキンソニズムは全くなく, 自律神経徴候も REM 睡眠行動障害もない. 視覚構成障害は軽度なのに著明な近時記憶障害を示す診察所見や, 核医学検査などの画像所見を含めた諸検査からも DLB は否定的であり, AD と診断された. 注意叱責を慎むようにという指導を家人に行い, 長男が優しく接するようになると長男の重複現象は少なくなったが, 長女の誤認は一向に改善する様子がなかった.

ある日, 2階に住む孫娘(長女の娘)に対して「この人(長女)はあんたのお母さんではない. 私と息子が静かに暮らしていたのに, 家をグチャグチャにしに来た人や」と訴えたのを契機に, 長女は同居することを止めて通うようにし, 家事もできるだけ一緒にするようにした. その後は, 長女の誤認は全くなくなり, 息子の重複もほとんど認められなくなった.

家族誤認の成り立ち

家族を正しく認識できず別人のように対応する家族誤認は, DLB に多いが, AD でも時々認められる. 相当に進行した場合の AD で相貌の認知能力も低下している場合でも, 配偶者や家族を全くの別人と認識することはさほど多くはないのだが, 親子関係や同胞関係といった構造的あるいは立体的な関係性が理解できなくなって, 孫を子どもと間違えたりすることな

どはしばしばみられる．また，右優位の意味性認知症（FTD の一類型）では物品や人物の意味記憶障害が起こり，身近な人を認識できなくなる場合がある．しかし，ここでとりあげる家族誤認は進行した AD でみられる家族の関係性の理解の障害や，人物の意味記憶障害や相貌認知障害を呈する意味性認知症の家族認識の障害とは異なり，基本的な家族関係の理解は保たれ，さらに相貌認知能力も保たれているはずの段階での家族の誤認である．

家族誤認には疾患特異性（AD よりも DLB に多い）や部位特異性（局所病変では右半球病変に多い）がありそうなことから，一定の生物学的機序が働いていることは確かであろう．矛盾検出能力の低下，視覚認知の脆弱性，さらには現実と心理的世界との区別を曖昧にさせるような注意や覚醒レベルの変動などがその要因として考えられる．

しかし，生物学的機序だけでは説明できないような対象選択性を示す場合も多い． Case 1 のように，注意叱責する配偶者や子どもだけを否認し他の家族は認知できるという記憶理論などからは説明できないような症状を呈する例は，決してさほどまれではない．そこには，自分を非難する相手を感情的に否定し，意識外に放逐したいという潜在的な情動的欲求が働いていると考えられる．情動の異常が認知を歪ませる典型的な例である．

 Case 2 は「息子が 2 人いる，娘は別人」と訴えたまれな例ではあるが，経過からは心理的要因の関与が大きいと考えられ，愛憎半ばする息子への両価感情が 2 人の息子を作り上げ，自分が差配していた家に乗り込んできた長女を疎ましく思う感情が長女を別人にしたと考えられた．

認知症の人にとって，怖い人や注意叱責する人は別人になりやすく，身近な人との関係性の逆転や変化が辛く耐えがたいのであろうことが推測される．したがって，周囲の人は以前と同じような心理的関係性を保つように努める必要がある．自分の地位の低下や能力の低下を感じている認知症の人に対しては，注意叱責するのではなく，その人の歴史や人間性をほめるような対応が重要になってくる．

家族誤認を呈する認知症の人の，家族への対応と指導

　家族誤認を呈する認知症の人の家族が行いがちなのが，「何を言っているの，私がわからないのか，しっかりしなさい」と注意叱責することであるが，多くの場合，これは逆効果になる．誤認された家族に対して医療者が行うべき指導は，最近の自分の態度が以前とは変わってきつくなっていないか，上から口調になっていないかと反省してもらい，もしそうだとするのならそれを改めて，本人のプライドを傷つけずに，以前のように対等に，あるいは目上の人として接するように関係性や対応を改めるようにしてもらうことであろう．多くの場合，家族誤認は間歇的に起こるので，そのときはあまり問題にせず受け流すことである．もとの心理的関係性が戻ってくれば，家族誤認の頻度は少なくなるはずである．

（松田　実）

もう悩まない，BPSD への対処法

こんなときどうする？⑤

同じことを何度も言う/尋ねる

ポイント

- ・同じことを何度も言ったり尋ねたりする背景には，前にも言ったり尋ねたりしたという自身の行動を忘れているというエピソード記憶の障害がある
- ・しかし，何となく寂しいという孤立感があることも多く，環境とつながっていたいために，言ったり尋ねたりしている場合もある
- ・自身の尊厳を回復するために，妄想的な発現を繰り返している場合もある
- ・つながりが感じられるような対応，心を満たすような対応が，最も重要である

Case

天皇陛下拝謁妄想を呈した 84 歳男性

　東京生まれで大学卒，元公務員で教育関係の仕事をしており，退職後は地域の役職も務めた．妻と独身の長男との 3 人家族である．4 年前からもの忘れが徐々に悪化し，妻に対して何度も日付を尋ねたり，同じことを何度も言ったり，物を探したりすることが多くなり，長男とはしばしば衝突するようになった．MMSE は 20 点で明らかな記銘力障害と見当識障害を認めるが，ADL は自立し，一般的な知識は保た

れ会話は比較的しっかりしている．頭部 MRI では海馬萎縮が認められ，症候的にも AD と診断された．

1 年前頃から TV を見ていて「この人に会ったことがある」，「ここに行ったことがある」とありもしないことを言うことが増えたが，最近はしきりに天皇陛下に拝謁したという"とんでもない"妄想を語るようになったのが，家族の受診動機であった．

「皇居を訪問した際，天皇陛下が出てこられて自ら皇居の中を一部屋ずつ案内された．私が教育関係で仕事をしてきたことをご存じであった．そして子どもの教育問題について私に相談された．大変，恐れ多いことだった」というのが妄想の概略である．家族には当然否定されているであろうから，「本当なんですよ，先生」と医師には哀願するような表情でこの妄想を何度か語った．

AD の人はなぜ同じことを何度も尋ねるのか，その対応は

AD の人はなぜ同じことを何度も尋ねるのであろうか．当然ながら背景にはエピソード記憶の障害があり，さきほども同じことを質問したという自身の行為をすっかり忘れているので，2 回目でも 3 回目でも自分は初めて尋ねていると思っている場合が多い．「さっきも訊いたけど……」というような尋ね方はしないのである．したがって介護者には，「病気のために，尋ねたという自分の行動そのものを忘れるからまた尋ねるのです．だから『さきも言ったでしょう』などとは言わずに，できるだけ叱らずに，初めて尋ねられたように答えてあげてください」という指導をすることが一般的である．

しかし，理屈ではそのことを理解しても，実生活上で何度も何度も同じことを尋ねられたら嫌になるのも当然である．つい，「もう，何度おなじことをきくのよ．さっきも言ったでしょう」と厳しい口調で言ってしまう気持ちもよく理解できる．

認知症の行動異常にどのように対応したらよいのかを説くいわゆる対応本を紐解いてみると，同じように答えてあげてください，という以外の対

応として，日付を何度も尋ねる比較的初期の人ならば大きなカレンダーに予定を書き込むようにしておく，曜日によって日課を決めておく，ほかの話をして気をそらす，その人からしばらく離れる，デイサービスにできるだけ行ってもらう，といった方法が並んでいる．するめを食べさせておくと黙るのでよかったと講演していた家族会会長もいたし，もやしのひげ根取りをしてもらうと熱中して同じことを尋ねなくなったというケアスタッフの体験を聞いたこともある．どれも間違っているわけではないが，あまりしっくりこないし，要するに怒らずに不安がなくなるように対応する，ほかに気をそらす，といった基本は同じであり，具体的な方法はケースバイケースとしか言いようがなさそうである．

　ただ，本質的な問題として，記憶がなくなるとはどういうことか，記憶が曖昧になった人の気持ちはどういうものかを考えてみる必要があるように思われる．

「私」と環境と記憶の関係（図1）

　「私」という存在と「私」を取りまく環境，そして記憶との関係を考えてみたい．「私」という存在は，「私の魂」といってもよい核の部分と，「私のもの」，「私の城」という城壁のような部分とから成っていると考えられる．「私のもの」，「私の城」は財産や地位，役割，業績，さらには自分の歴史すなわちエピソード記憶の集積でもよい．正常の状態では，「私のもの」，「私の城」は結構大きく分厚くて，「私の魂」を保護してくれている．さらに環境の中にある「私」の割合（存在感）は大きく，しかも環境としっかりとつながっている．環境とつながっていられるのは，記憶の働きが大きい．自分が何の目的で，どういう状況で，今ここにいるのか，それがしっかりとわかっていないと，環境とはうまくつながらない．記憶によって環境としっかりとつながっているという感覚が，「私」の存在を安定化させているのである．そういう意味では，記憶は「私」と環境とをつなぐ架け橋なのである．

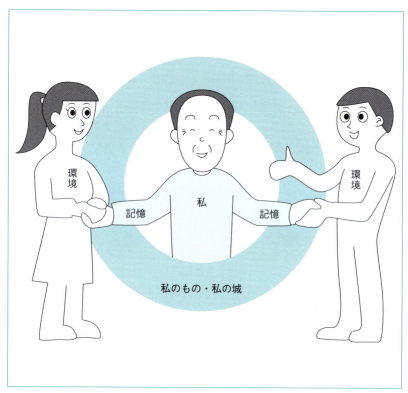

図1「私」と環境と記憶

「私」と環境と記憶：認知症になると(図2)

　これが認知症になってくると，どういう状態になるのであろうか．「私の魂」は小さくはならないが，家庭のなかでも社会のなかでも地位が下がり役割はなくなってくるので，「私のもの」，「私の城」はだんだんと小さく細くなってくる．さらに，記憶が悪くなってくるために，環境とのつながりが希薄になり，今そこにある現実の世界がよそよそしく空虚なものになってくる．そこに，不安，孤独感，恐怖心が生まれやすく，そこから反発や妄想も起こりやすい状態になっていると考えられる．そういう意味で，記憶障害は「私」の根源的存在を脅かすのである．

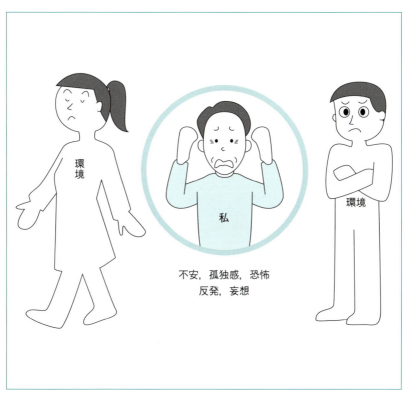

図2 「私」と環境と記憶：認知症になると
自分を守る城は脆弱になり，環境とのつながりもなくなる．

再び，なぜ同じことを何度も尋ねるのか，そして対応は

　このように考えると，認知症の人は何かにつながっていないと不安だから尋ねるという考え方もできる．尋ねる質問の内容は，記憶障害のために同じ内容になってしまうが，実は質問の答えを本当に知りたくて尋ねているのではない場合も多いように思われるからである．何となく不安で，何かにつながっていたくて話しかける場合も多いのではないだろうか．多くの場合，何かとは環境のことであり，認知症の人の傍にいて尋ねられている人こそが，その環境のなかで大きな割合を占めていると考えられる．環

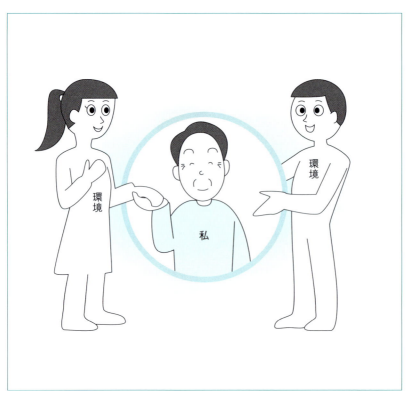

図3 認知症になっても
つながりがあれば安定が得られる．

境とのつながりを求めて質問を繰り返しているとすれば，何度も同じように答えたとしても，もしその口調が素っ気ないものになっていれば，つながっているという感覚は与えられないであろう．答え方によっては，認知症の人がもっている環境からの疎外感が強くなる方向に働いてしまう場合もありえる．そうすると，再度つながりを求めて，また同じことを尋ねることになってしまう．認知症の人が何度も同じことを尋ねる時には，不安で寂しく人とのつながりを求めていると理解し，つながりを感じさせるような対応が必要である（図3）．

また，自分の存在を認識してもらいたくて尋ねている場合もある．ADの人は自分の存在がどんどん小さくなっていくのを，さらには自分の地位が

どんどん下がっていくのを，何となく実感している場合が多い．自分はここにいるのだということを示したくて，同じことを何度も言ったり尋ねたりしているとも考えられるのである．

Case の考察：妄想を執拗に訴えるのはなぜか

Case では妻に何度も同じことを尋ねて疎まれている．定年までしっかり仕事をして退職後も地域の役職などをして尊敬されていた立場の人が，もの忘れのためにできることが少なくなり，尊敬されることもなくなり，逆に家族からは疎まれるようになったという歴史である．妻に何度も同じことを尋ねるのは，やはり寂しさの反映であろう．しかし，天皇陛下に拝謁したという執拗な妄想はどこから生まれてきたのであろうか．

作話や妄想の病態機序として，認知神経心理学的には，記憶空白の穴埋め的反応，時系列の障害，検索モニターの障害などが想定されている[1]が，最近は感情的な側面の重要性が見直されつつある[2,3]．想定される心理的な機序としては，wish-fulfillment（願望充足），self-defense（自己防衛），self-coherence（自己一貫性，すなわち過去の自己イメージへの執着）などが重要視されている．認知症の作話や妄想では，こうした心理的機序が働いていると考えられる例が多い．要するに自己の尊厳を守るための作話や妄想である例が多いのである[4]．

そうした視点で Case の妄想を考えると，家族からもの忘れを指摘され尊敬されなくなった自分の尊厳を取り戻すために，高貴な人との関わりを作り上げ，それでも認められないから，何度も訴えることになったと考えられるのである．

したがって，こうした妄想に対しては，その心理的な背景を考慮し，不安感や寂寞感や欲求不満感などを少しでも充足させるような対応が求められる．妄想に対してそれを特に問題視はせず，また強くは否定せず，それ以外の話題で本人の心が安らぐような，あるいは満足感を覚えるような，言葉かけや接触が重要となってくるのである．

Case に対しては家族に本人の気持ちを説明し，決して注意叱責はせず，むしろ今までの本人の生きてきた歴史をほめるように指導した．デイ

サービスを導入して，昔やっていた習字などをしてもらい，残っている自分の能力を発揮する場所を得たこともあり，受診するたびに表情が明るくなってきた．医師が尋ねてみると妄想は消えてはいないのだが，それを家族に執拗に訴えることはなくなったので，実生活上では大きな問題とならなくなっていた．

文献

1）Nahum L, et al : Forms of confabulation: dissociations and associations. Neuropsychologia 50(10) : 2524-2534, 2012.
2）Conway MA, et al : Motivated confabulation. Neurocase 2(4) : 325-339, 1996.
3）Fotopoulou A: The affective neuropsychology of confabulation and delusion. Cogn Neuropsychiatry 15(1) : 38-63, 2010.
4）松田実：認知症の妄想・作話―その成り立ちにおける感情的側面について．老年精神医学雑誌 27(増刊 1)：164-171, 2016.

（松田　実）

もう悩まない，BPSDへの対処法

こんなときどうする？⑥

誤りを認めず，取り繕う

> **ポイント**

- ・自分が質問に答えられない場合や，失敗をしたときに，何かもっともらしい言い訳を探して素直に誤りを認めないのが「取り繕い反応」である
- ・取り繕い反応には，「恥をかきたくない」，「自分を普通の人として扱ってほしい」という本人の願いが込められている
- ・誤りを認めさせようとするのは逆効果であり，本人が取り繕わなくともよいような接し方をこちらがすることが大切である

Case

言い訳が多くなった69歳男性

　大学卒，元公務員．2, 3年前からもの忘れが増え，徐々に悪化している．物捜しも多くなり，昨日に話していたことでも「俺はまだ聞いていない」と言うことも増えた．水の出しっぱなしや火の消し忘れも多くなったが指摘すると，「俺ではない」と認めないこともあり，「まだ流しておいたほうがよいから止めなかった」，「君が使うと思ったらつけておいた」といった言い訳をすることも多い．誤りを指摘すると反発し，怒りっぽくなった．

表1 診察室での取り繕いの例

＜今日は何日ですか＞
・この年になったら日にちは関係ないから
・今日は新聞見てこなかったから

＜今の総理大臣の名前は＞
・急に言われても，普段はわかってるのにこんなときはあかん
・頭に浮かんでるのに出てこないわ

＜もの忘れしますか＞
・年やから多少はしますが，別に困っていません
・大事なことは忘れないんですけど
・忘れてもあとで思い出します．ちゃんと料理もしてますよ

診察室での取り繕い反応

　もの忘れ外来をしていると，患者の家族から「誤りを認めようとしないのです．人のせいにしたりします」という観察や不満を聞かされることがしばしばある．この場合，家族は患者に対して「性格が悪くなった，ずるくなった，人が悪くなった」という印象をもっていることが多い．

　「誤りを認めようとしない」のは記憶や判断の障害ではなく，「取り繕い反応」の延長であることが多いと考えられる．取り繕い反応とは，質問されてうまく答えられない場合や，何か失敗をしたときに，もっともらしい言い訳を探して，その場を取り繕う言動である．自分に今起こっている事態，すなわち質問に答えられないことや自分の失敗は，たいしたことではない，深刻なことではなく些細なことであるというように振る舞うのである．

　AD の診察室での最も目立つ所見が，この「取り繕い反応」と「振り返り徴候」である．**表1**は診察室でみられる取り繕いの代表的な例である．「今日は何日ですか」という診察者の質問に答えられないのだが，「わかりません」とは言わず，「この年になったら日にちは関係ないから」，「今日は新聞を見てこなかったから」といった受け答えをする場合が多い．あるいは家族を振り向いて，「おい，何日やったかな」と言うこともあり，これが振り返り徴候である．ずばり，「もの忘れをしますか．もの忘れで困ってはいません

172　第2章　認知症診療，こんなときどうする？

か」と尋ねた場合の答えは，人によって異なるとはいえ，多くの AD の人に
みられる最大公約数的な答えは「まあ，年だから多少はしますけど，別に
困ってはいません」というものであろう．「忘れてもあとで思い出します」，
「大事なことは忘れないです」といった反応を付け加えることも多く，「自
分は大丈夫」ということを強調したい気持ちが伝わってくる．

　自分の年齢があやふやになった AD の人は多いが，年齢を尋ねられた場
合にはわからないとは言わず，生年月日で答える場合が多い．これも取り
繕いの一種と考えることができる．毎年変わる年齢については記憶が定か
でないが，一生変わらない生年月日は進行した AD の人でも覚えており，
不確かな年齢を確かな生年月日で代用し，その場を取り繕っているわけで
ある．

取り繕いに対する表層的な解釈

　要するに，わからないときでも素直に「わかりません」とは言わず，間
違ったときでも素直に「間違っていました」とは言ってくれないのが，取り
繕い反応である．典型的な取り繕い反応に直面した周囲の人は，「素直でな
い，誤りを認めない，意固地になった，ずるい人」と感じてしまうかもしれ
ない．また，医療者からは「病識がない」と判断されがちである．しかし，病
識があろうとなかろうと，AD の人には取り繕う傾向があることが多く，取
り繕いは病識の有無とは無関係である．「取り繕い＝ずるい」という判断
も，「取り繕い＝病識がない」という判断も，物事の表面だけしか見ていな
いことによる誤りである．

AD の人の歴史を考える

　AD は決して突然に発症する疾患ではなく，初期には「軽度認知障害
(MCI)」という日常生活には困らない程度のもの忘れだけがある時期を経
て，徐々に悪化してくる疾患である．この正常から異常への移行期間にお
いて，AD の人はどのような心理状態で過ごしてきたのであろうか．日常生
活を営むなかで，自分で誤りに気づいて冷や汗をかいたり，人から誤りを

こんなときどうする？　⑥誤りを認めず，取り繕う　**173**

指摘されて嫌な思いをするといった経験を多く積んできたはずであること
は想像にかたくない．誰でもこうしたことが続けば，また失敗しないだろ
うか，人から誤りを指摘され笑われないだろうか，と気になりだすのが当
然であろう．こうした歴史を経て，AD の人は自然と周囲の人が自分を見る
目，周囲の人の態度に敏感になっていくのではないだろうか．

　AD の人が，近所の人と喋らなくなり，引きこもってしまう場合がよく
ある．「おばあちゃんが老人会に行かなくなった，ゲートボールにも行かな
くなった，できるだけ人と喋ってもらいたいから行かせたいのですが」と
いう話を家族から聞くことは多い．こうした行動面での変容を「アパシー」
や「自発性低下」といった解釈で片付けてしまうのは簡単であるが，それも
単純な言葉の置き換えでしかない．その背景にある AD の人の心理状態を
考えてみる必要がある．老人会に参加しても，周囲の話についていけな
かったり，誤りを指摘されたりするという経験を何度もしたために，もう
参加したくないのではないか．引きこもりは人前で失敗して恥をかきたく
ないという AD の人が示す自己防衛反応であると考えられる．それを無視
して，無理に参加せよと勧めるのは酷な話なのであり，恥をかく心配のな
い場所や機会を提供していく必要がある．

AD の人は周囲の言葉に敏感である

　ほとんど言葉を理解できなくなった重度の認知症状態の人でも，自分の
側で周囲の人が悪口を言っていると，これには敏感に反応することが多
い．「自分のことを悪く言っているな」くらいのことは，重度の認知症で
あっても，いやむしろつらい時期を耐えてきた認知症の人だからこそ，十
分にそれを察知し，反発するのだと考えられる．いつも自分の欠点を責め
られている人の気持ちになってみることが大切である．したがって，いか
に認知症が進行していても，本人の前でその人の欠陥を他の人と平気で喋
るようなことがあってはならず，これは認知症に関わるすべての医療介護
関係者が心得ておくべきことである．

AD の人の思いと取り繕い反応

　多くの場合，AD の人は自分の異常には漠然とは気づいている．自分が以前と違うことに戸惑い，さらに不安になっている場合がほとんどであろう．それでも人間，人前で恥をかいたり，馬鹿にされたりするのは嫌なのである．自分を普通の人だと思ってほしい，普通の人として扱ってほしいという願いが，取り繕い反応には込められている．取り繕い反応は，AD という不治の病に冒された人が，必死に自分の尊厳を守ろうとしている姿だと考えるべきであろう．

　クリスティーン・ボーデンさんはその著書『私は誰になっていくの』の中の一節で，まさに取り繕いのことを取り上げている[1]．「人と交わるようすを見ても，私には何もひどく悪いところはなさそうに思われたり，もうほんの数年もすれば，全介護が必要になるとは思えなかったりするかもしれない．私は『取り繕い』作戦がとてもうまい．笑ったり，ジョークを言ってみたり，ばかなことを言わないようにゆっくりと話すし，質問は避ける．文章が意図と違ってしまいそうなときは，うまくごまかしてしまう．一緒にいる間の，その短い時間は精一杯つとめているので，私が病気だとはほとんどわからないだろうと思う」と書いている．こちらの質問を避けるようにしゃべっている AD の人は時々経験するし，家族以外の人が訪ねてくると非常にうまくしゃべって，「どこが悪いの」と言われるほどなのに，家の中ではまったくだめという人が多いのも，家族の話からよく経験されることである．さらに，ボーデンさんは「正常に見せようとする努力」で疲れきってしまうとも書いている．まさに AD にみられる取り繕いとは「正常に見せようとする努力」なのであり，比較的 AD に特徴的に認められるが，必ずしも疾患特異的な症状ではなく，DLB や血管性認知症でも認められることはまれではなく，場合によっては FTD でも病状が完成していない初期には認められる場合がある．

　また，ボーデンさんは「私がうちとけて話したりしている時は，信じられないくらい元気で，精神を集中しているように見えたかもしれないが，相手が行ってしまったあとは，サービス精神を使い果たして素っ気なくなり，疲れきってぐったりと倒れこんでしまう」とも書いており，「サービス

精神」という言葉を使っているのにも注目される．ここには「正常に見せたい」という保身や自己防衛とは異なった意味を示す，取り繕いの別の一面も表されている．その場の空気を自分の失敗で壊してしまいたくない，相手に嫌な思いをさせたくないという思いも，取り繕いにはあると考えられる．

私たちも取り繕って生きている

「人前で恥をかきたくない」という思いは万人に共通したものであると思われる．わが身を振り返るとき，私たちも人前で思わぬ失敗をすれば，慌てて取り繕うことが多いのではないだろうか．われわれも日々取り繕って生きているのである．この意味においても，AD の人も私たちと同じ感情構造や心理的機制をもった「普通のひと」なのである．

どのように対応すべきか

間違っていることをわからせてあげようと誤りを指摘しすぎることは慎むべきである．本人が隠そうとしたいと思っている欠陥を暴き出すようなことはすべきでない．取り繕いや誤りを認めないことに対しては，軽く受け流して本人の弁を認めてあげるほうがよい．答えられないような質問はしない，失敗しそうなことはあらかじめ援助しておくなど，AD の人が取り繕いをしなくともよいような接し方をするのが（実際はなかなか困難なことかもしれないが）理想的なのである．

文献

1）クリスティーン・ボーデン（著），桧垣陽子（訳）：私は誰になっていくの？―アルツハイマー病者からみた世界．pp74-76，クリエイツかもがわ，2003.

（松田　実）

「車の運転を続けたい」と言われたら?

ポイント

- 臨床医自らが認知症と自動車運転に関する制度を熟知するとともに, 患者・家族への十分な説明と指導が必要
- 運転ができなくなった患者の物的・心理的なダメージは想像以上であり, うつ状態を引き起こす場合も
- かかりつけ医での判断が難しい場合は, 専門医と連携して対応を

　わが国の 65 歳以上の運転免許保有者数は 2016 年度には 1,700 万人を超え[1], 認知症の有病率から考えると, 認知症者の免許保有者数は推定で 100 万〜200 万人近くに上ると考えられている. 日常臨床で運転免許をもつ認知症者に遭遇することもまれではない. 一方で, 近年交通事故における被害者・加害者として高齢者の割合が増加しており, その背景には認知症がひそんでいることは想像にかたくない. 本項では, 認知症と診断した患者もしくはその家族から, 「車の運転を続けたい」もしくは「運転をさせたい」と言われた際に, 臨床医としてどのように対応すべきか, またはどのように対応しなければならないかといった視点で筆者の経験を踏まえたうえで述べる.

表1 認知症と運転に関する施策の経過

年	できごと
1960	道路交通法（道交法）制定
2001	改正道交法施行：認知症に関する条項の初記載 ・精神病とてんかんが絶対的欠格事由から相対的事由に ・認知症や睡眠障害など，運転に支障をきたす恐れのある疾患や症状については個別に判断を行う
2002	改正道交法施行：認知症の免許制限 ・免許更新時に病状申請書の提出義務 ・認知症が判明した場合，公安委員会による免許の取り消し，停止ができる
2009	改正道交法施行：75歳以上の免許更新者に講習予備検査（認知機能検査）の義務化
2013	改正道交法施行：病状申請書の虚偽記載に罰則規定
2014	改正道交法施行：医師の任意通報制度開始
2017	改正道交法施行：臨時適性検査の対象拡大（**図1**）

認知症ドライバーに対する法的整備（表1）

　2002年6月，道路交通法（以下，道交法と記す）の改正により，政令で定める一定の疾患に罹っていると判明した場合，公安委員会が免許の制限を命令することができるようになった．「政令で定める一定の疾患」とは，認知症のほか，糖尿病，ペースメーカーを挿入した心疾患患者，睡眠時無呼吸症候群などの，自動車運転の認知・予測・判断・操作に支障をきたすと考えられる疾患を指す．認知症の場合は，主治医が診断書を提出すれば，患者の運転免許の有効性の制限や停止ができるようになったのである．

　そもそも医師が，患者の運転というこれまで診察場面では話題になりにくかったことにかかわる法的根拠として，新井は「医師には善管注意義務および説明報告義務があり，善良な管理者である医師は社会通念上，患者の日常生活上の問題の管理にも配慮する義務がある」と述べている[2]．そのため，患者の疾患および症状が自動車運転に支障をきたすおそれがある場合，医師は患者の運転免許保有の有無を確認し，患者・家族に説明のうえ運転を控えるよう指導する義務が生じることを指摘している．

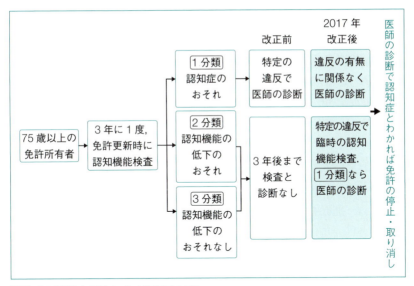

図1 改正道路交通法による認知症対策

　同じく 2002 年より，免許更新時の病状申請書により交通安全上問題ありと予測される更新者には，各都道府県の免許センターが主治医診断書を提出させ，医学的見地からの意見を聴いたうえで公安委員会による免許更新可否の判定が行われるか，診断書の提出がない場合は公安委員会の権限で臨時適性検査を実施できることになった．2009 年からは 75 歳以上の免許更新者への講習予備検査（認知機能検査）が義務化され，臨床医は否が応にも認知症患者の自動車運転に関与せざるを得ないこととなった（**表1**）[3]．さらに 2017 年 3 月より本制度において，**免許更新時か臨時かを問わず，認知機能検査の結果**，認知症が疑われるすべての者に認知症の有無を判断する臨時適性検査が課されることとなった（**図1**）[4]．これを受け，主治医の診断書作成に関して，日本医師会が「かかりつけ医向け認知症高齢者の運転免許更新に関する診断書作成の手引き」[5]を作成し，ホームページで公開しているので参照されたい．

医師ができる対応，すべき判断とは

　また，2014年6月からは医師の任意通報制度が開始され，関連5学会から合同で「運転免許証に係る認知症等の診断の届出ガイドライン」[6]が発表された．ガイドラインでは，認知症の診断名などを含む個人情報の任意通報においては「治療あるいは医師患者関係等に種々の支障を及ぼす可能性があり，慎重な対応が求められる」と述べられている．そのうえで以下の指針が示されている．

- 医師が認知症と診断し，患者が自動車運転をしていることがわかった場合には，運転を中止し免許証の返納するように患者および家族（または介護者）に説明して，その旨を診療録に記載する
- 認知症の診断の届出をする際には，患者本人および家族（または介護者）の同意を得るようにする
- 届出をした医師はその写しを本人もしくは家族（または介護者）に渡すようにする
- 家族または介護者から認知症がある患者の運転をやめさせる方法について相談を受けた場合には，本人の同意を得ることが困難な場合も含め，状況を総合的に勘案し相談を受けた医師が届出について判断する

そして末尾には，「届出は医師の任意によるものであることに留意すること」と記載されている．

　なお，医師が患者の同意を得ずに届出を行うと守秘義務違反になりうるかどうかについては，道交法第101条の6第3項の規定により，刑法の秘密漏示罪や個人情報保護法には違反しないとされているが，民事では訴訟に至る可能性も否定できないため，今後の課題と思われる．いずれにしろ，認知症と判明した場合には本邦では運転の継続は実質禁止であり，またアルツハイマー病（AD）に対する抗認知症薬の添付文書においても，運転を控えるように指導をしなければならないとされているため，認知症と診断した際は，診断の告知を含め，

- 我が国では認知症と判明した場合は運転免許の取り消し・停止が可能であること
- 任意通報制度ができていること

180　第2章　認知症診療，こんなときどうする？

表2 抗認知症薬の添付文書上の運転に関する注意

ドネペジル塩酸塩	AD では，自動車の運転等の機械操作能力が低下する可能性がある．また，本剤により意識障害，めまい，眠気等があらわれることがあるので，自動車の運転等危険を伴う機械の操作に**従事しないように患者等に十分に説明すること**．
ガランタミン	AD では，運転能力や機械操作能力が徐々に低下しまた本剤の投与によりめまい，眠気が起こる可能性があるので本剤投与中の患者（特に投与開始の数週間）には，自動車の運転等危険を伴う**機械の操作に注意するよう指導すること**．
リバスチグミン	AD は，自動車の運転等の機械操作能力を低下させる可能性がある．また，本剤は主に投与開始又は増量時にめまい及び傾眠を誘発することがある．このため，自動車の運転等の危険を伴う**機械の操作に従事させないように注意すること**．
メマンチン	通常，中等度及び高度 AD では自動車の運転など危険を伴う機械の操作能力が低下することがある．また，本剤により，めまい，傾眠等があらわれることがあるので，本剤投与中の患者には**自動車の運転等危険を伴う機械の操作に従事させないように注意すること**．

現在本邦で処方されている抗認知症薬の添付文書に記載されている自動車運転に関する注意事項の抜粋．いずれにおいても運転は危険を伴う機械の操作のため操作に従事しないよう指示することが記載されている．

- 抗認知症薬の添付文書にも運転を控えることが明記されている[7]こと（**表2**）

を患者本人，家族に伝え，上記の説明や，中断勧告を行った旨のカルテ記載を怠らないことが求められる．

Case

レビー小体型認知症（DLB）の 70 歳代男性

　もともと農業に従事しており，妻と 2 人暮らし．長男は遠方在住．幻視，センターラインがゆがんで見える，白線が二重に見える，まっすぐ走れないという主訴で X 年 6 月，当院物忘れ外来受診．疎通性はよく，意識清明．半年ほど前から，虫や人が見えたりする，白線やセンターラインがゆがんで見えると訴え，DLB と診断された．X+1 年後，特

に事故・違反はないが，本人の自覚もあり，運転中断勧告をした．しかしながら患者は「妻の通院のため運転を止めたくない，止められない」との反応であった．その後患者本人には，DLB は視覚に関する症状が出現しやすく，ものが歪んで見えたり，人や虫が見える症状は幻視，錯視といってこの病気に特徴的なこと，認知症の人は運転をしていけないと法律で決められていることを説明した．妻にも運転中断を説得しながら遠方に住む息子，娘に同伴してもらい，運転中断を約束したのち，X+1.1 年からドネペジル塩酸塩の投与を開始した．X+2 年，患者本人が，「運転できないことが少し寂しい．自分でも怖いとわかっているので乗らないが，なんかこう寂しいですね．辛い」としみじみと語ることがあった．

"中断後" に思いをはせる

　認知症患者に対して運転中断の勧告した際，病識が低下しているため理解ができない場合もあるが，患者の地域生活が自動車に依存していたり，運転が生きがいや趣味活動の役割を担っていると，中断勧告を拒否する場合も多い．そのため，中断勧告を行う際，前述したカルテ記載の折に「なぜ目の前の認知症患者は運転にこだわるのか」といった心理社会的な背景にも注目しておく必要がある．

　また，家族が免許や鍵を取り上げても，無免許運転にまで至るケースもある．そのため主治医の基本的態度としては，患者に運転中断を勧告するのみではなく，運転中断をした後の通院や生活をいかに継続させるか，ということにも配慮しなければ，運転中断を実現させることはできない．認知症の診断と告知を行い，法律上実質運転がわが国では禁止となったことや，任意通報制度を説明するだけでは，患者およびその家族がすぐに納得して，それまで便利に使用していた運転という生活手段を手放すことは難しいのだ．患者の心理的ダメージと実質的な不便さは運転中断勧告を行った医師が想像する以上に大きく，中断後の生活手段や通院手段の確保などを含めた物理的・心理的サポートが必須と思われる．

Case でも，運転中断には成功したものの，その後患者はうつ状態に陥ってしまった．認知症と判明したからといって疾患名の告知，運転中断の勧告と矢継ぎ早に行うと，2次的なうつ病や，反応性の抑うつ状態を引き起こし，認知症の治療自体を妨げうることを知っておく必要がある． Case では，ペーパードライバーである高齢の妻が移動手段を手配し，遠方に住む息子の協力と介護保険の申請で移動や生活支援の保証を行い，徐々に抑うつは改善していった．

心理教育マニュアルも参考に

荒井らは認知症高齢者の運転を中断しても地域生活が可能となるような心理教育マニュアルを作成している[8]．本マニュアルでは，認知症の診断，背景疾患別の運転行動の鑑別，運転の危険性が示され，告知後の本人，家族への対応が具体的に述べられている．国立長寿医療研究センター長寿政策・在宅医療研究部のホームページよりダウンロードできるので参照していただきたい．

なお，筆者の経験では，当初軽度認知障害（MCI）と診断し経過観察中にADに進行した事例において，運転中断の話題や中止勧告を忘れがちになる場合が多いため，特に注意が必要であると思われる．

まとめのひとこと

臨床医が認知症を診断した場合，患者が運転免許を保持していれば任意通報制度を熟知していなければならなくなった．またかかりつけ医レベルでの判断が困る際には，全国で整備されている認知症疾患医療センターへのセカンドオピニオンレベルでの対応も必要になると思われ，その際は専門医からの運転中断の勧告を行うなど，かかりつけ医と専門医の連携を考慮した本問題への対応が今後ますます高まっていくと考えられる．

文献

1) 警察庁交通局運転免許課：運転免許統計平成28年版．https://www.npa.go.jp/toukei/menkyo/index.htm（2017.7.11 アクセス）
2) 本間昭（総監修）：かかりつけ医のための痴呆診療マニュアル―医師の倫理・法規と痴

呆症診療(第2版).エーザイ株式会社・ファイザー株式会社, 2004.

3) 警察庁:道路交通法の一部を改正する法律(平成19年6月20日法律第90号)新旧対照条文. 2009.
https://www.npa.go.jp/koutsuu/kikaku9/taisyou.pdf(2017.7.11アクセス)

4) 警察庁:道路交通法の一部を改正する法律案要綱. 2015.
https://www.npa.go.jp/syokanhourei/kokkai/270310/01_youkou.pdf(2017.7.11アクセス)

5) 日本医師会:かかりつけ医向け認知症高齢者の運転免許更新に関する診断書作成の手引き. 2017.
http://dl.med.or.jp/dl-med/doctor/ninmen/20170301kaigo_tebiki.pdf(2017.7.11アクセス)

6) 日本老年精神医学会:わが国における運転免許証に係る認知症等の診断の届出ガイドラインについて. http://www.ncgg.go.jp/department/dgp/index-dgp-j.htm(2017.7.11アクセス)

7) 上村直人, 他:認知症と自動車運転─医薬品とその使い方. 臨床精神薬理18(5):545-555, 2015.

8) 国立長寿医療研究センター長寿政策科学研究部:認知症高齢者の自動車運転を考える家族介護者のための支援マニュアル©. 2015.
http://www.ncgg.go.jp/department/dgp/index-dgp-j.htm(2017.7.11アクセス)

(上村直人)

患者の意思決定支援が
必要になったときは？

ポイント

- 認知症になったからといって，「何も判断できなくなる」わけではない
- 意思決定能力を適切に評価し，本人が希望を表出しやすい環境や説明の工夫を行う
- 意思決定能力が著しく低下している場合，「本人が希望を表明するとすれば，何を望むか」を考え意思の推定を行う

　超高齢社会を反映し，一般診療において，認知機能障害（認知症，せん妄）のある患者の診療が当たり前に行われるようになった．認知症をもつ患者の診療というと，認知症という病態に対するケアと，身体合併症に対する治療がそれぞれ独立して行われると考えられがちである．しかし，認知症は，身体治療と密接に関連している．

　例えば，認知症患者の治療方針を決定するためには，

- 身の回りのことが自分だけでは難しい場合に標準的な治療が適応になるのか，もしも標準的な治療が心身ともに負担が大きいと予想される場合，ほかに治療選択肢があるのか
- 独居の患者など社会的支援が乏しい場合に，治療に合わせてどのような支援を提供する必要があるのか
- 治療に合わせて望まれる支援はどのような基準で判断するのか

といった点を考慮する必要があるだろう.

さらに,「認知症の人が自分自身で判断し決めることができるか」という意思決定の問題がある. 認知症というと, 一般に「もの忘れ(記憶障害)」のイメージが強い. そのため, 認知症の人が意思決定できないのは,「覚えられない」ためであり,「覚えるのを助け」られれば, 本人は判断できると考えたり, 逆に「すぐ忘れてしまって何もわからない」と判断したりしがちである.

しかし, 認知症に伴う認知機能障害は, 記憶障害だけではない. 意思決定の際には選択肢のリスクとベネフィットを比較し, 総合的に判断する能力が求められるが, 認知機能障害を患っていると, いろいろな情報をまとめ, 比較し総合的な判断を下すことが難しくなる. また, 他者との関係性を築く能力も低下し, 自分自身のこともうまく説明しにくくなる. 認知機能障害は個々に異なるため, その人がどのような困難や「決めづらさ」を抱えているのか的確に判断し, 必要な支援を提供する力量が臨床家に求められる.

本項では, 認知症患者の身体合併症治療に関する意思決定について, 触れてみたい.

Case

胃がんを告知された 70 歳代女性

診断 胃がん

背景 夫は 3 年前に肺がんで死去し, 以来独居で生活をしている. 娘は 2 人いて, 車で 20 分ほどの所にそれぞれ家庭をもっている. 時々娘たちは患者宅に立ち寄り様子を見るが常に支援できる状態ではない.

病歴 6 か月ほど前より, 倦怠感を訴えていた. 高血圧で通院をしている内科で相談をしたが, 採血上特に異常を認めず,「風邪」,「疲労」と言われ経過をみていた. 2 か月前より食事量も減ってきたことを娘が心配し, 娘同伴で総合病院を受診, 上部消化管内視鏡を施行したところ, 胃がんを疑われた.

内視鏡検査時には, 外来スタッフが本人に対して検査前の食事をし

ないよう説明をしたものの，本人がなかなか理解できず，朝食を摂取したために検査が延期となったことがあった．腹部CTではほかへの転移は認めなかった．外来担当医は，本人に対して病名を告知するとともに，手術（胃全摘）にて根治できる可能性を説明した．担当医の説明を受けると，本人は，「私は胃がんですか，それはたいそうな病気になりましたね」と初めて聞いたように答えた．担当医は，一度家に戻り，娘とよく相談して，決めてくるように伝えた．

　次の外来には，娘が同伴で受診した．診察で，治療をどうするか相談を始めたところ，本人は，前回の診察の内容を全く覚えていなかった．「そのような話があったかな，とは思いますが，どうしたものでしょうかね」と我がこととも自覚していないような返事であった．その応答を聞いて，娘も非常に驚いた様子であった．担当医は本人の自宅での様子を娘に確認したところ，独り暮らしは何とかしているものの，冷蔵庫の中の食品があることを忘れて買い足してしまったり，家電のスイッチの入れ方がわからずに娘の家に電話で問い合わせをしてきたりしたエピソードがあった．担当医は認知症の可能性を疑い，認知機能評価，同意能力を評価する目的で精神科に紹介した．

高齢者の治療方針決定のプロセスとは

　高齢者の治療方針を決定するプロセスは，一般的な若年成人のプロセスとはいくつか異なる．具体的には，
①治療の対象となる疾患が患者の予後や苦痛に影響しているかどうかを確認する（高齢者の場合，完治が目標ではなく，余命に影響するかどうか，苦痛に影響するかどうかが判断基準となる）
②患者が自分で治療を決めることができるかどうかを判断する（意思決定能力を評価する）
③治療のゴール設定が患者の希望と一致しているかを確認し，リスク評価を行ったうえで治療を決定・実施する
　と進める．

特に②の意思決定能力の評価は，意思決定能力がある（自分で自分の治療の必要性を判断できる）ことを前提としている若年者とは大きく異なる．

意思決定能力とその有無の評価

患者が医療者から受けた説明やその内容を適切に判断する能力を「意思決定能力（治療同意能力）」という．適切なインフォームド・コンセントが成立するためには，患者がこの能力を持っていることが前提となる．

一般に，意思決定能力は 4 つの機能に分けて検討する．

- 理解力（understanding）：提供された情報を理解・保持し，自分の言葉で説明できる，診断や治療を理解する能力
- 認識力（appreciation）：診断や治療，そして治療の選択により将来起こりうる結果を自分のこととして認識し考える能力
- 論理的な思考力（reasoning）：診断や治療に関する情報をもとに，論理的に比較考察する能力
- 選択の表明力（states a choice）：意思決定の内容を明瞭に表明する能力

意思決定能力の有無は，一般的な契約（物の売買など）では法的に判断・決定されるものである．しかし，医療においては，患者の生命というその個人固有の状況を扱うことから自己決定権をより重視する．そのため，民法で扱う意思能力と，医療の場面における意思決定能力は異なる．例えば，わが国の代理人制度である成年後見制度の後見人には，生命を左右する医療行為については同意権が与えられていない．治療に関連する事態においては，医療者は自らの説明を患者が理解して意思決定できる能力があるかを判断し，能力が低下していれば，それに対応したわかりやすい説明を行い，患者の利益を第一に考えつつ，理解と判断を支援していかなければならない．

具体的には，
①治療の目的，行う必要性について，簡単な言葉で説明する
②主なメリット，リスク，他の方法を簡単に示す
③説明内容をどのように理解をしたか，患者の言葉で話してもらう
④患者の説明から，どのように理解をしたのか（特に自分自身のこととしてとらえているかどうかは病識の点から特に重要である），記憶できた

表1 治療同意能力の評価ポイント

疾患についての理解	診断，疾患の特徴，経過について，患者の理解の度合いを確認する
疾患についての自己認識	説明した疾患の内容が，自分自身に関連していることと認識しているか否かを確認する
治療とその危険性・苦痛についての理解	・治療についての認識：治療の名前，治療の特徴を理解しているか確認する ・利点・危険性の理解：利点・危険性を理解しているか確認する
治療についての認識	治療について患者がどのように考えているか確認する
代替治療への理解	名称，特徴，利点，危険性を理解しているか確認する
論理的思考の可否	・選択と理由づけ：患者の希望を確認する ・結果の推測：治療による影響についての理解を確認する ・最終的な選択 ・論理的な一貫性

か，判断，評価，比較が合理的にできたか，を確認する

⑤何を基準に結論に至ったかを診療録に記載する

という手順で，能力をはかりつつ説明を進めるとよい．

　患者の理解度を評価するために，尋ねるべきポイントを **表1** に示す．

　なお，治療選択の場面で求められる意思決定能力のレベルは，その求められる選択の内容に応じて異なる．一般には，治療に伴うベネフィットとリスクのバランスを考慮する．たとえば，解熱や痛みの緩和のように，明らかにベネフィットが大きい場合には，患者が希望を示すことができれば十分であると判断する一方，たとえば Case のように手術など一定の侵襲が想定され，ベネフィットとリスクが拮抗する場合には，手術の主たるベネフィットとリスクと併せて，他の方法（そのなかには経過観察をする場合も含まれる）のベネフィットとリスクも理解したうえで，両者を比較判断できることを確認できるなど，より高度の能力が必要となる．

何らかの原因で意思決定能力が低下している場合の対応

前項の手順で，患者が十分な理解を得られていないと判断される場合には，

①理解・判断の障害となる要因を同定する（意思決定能力の低下と関連する代表的な阻害要因はいくつかある）

・身体的問題：代表的なものに痛みがある．痛みは集中力の低下や抑うつ気分と関連し，理解の阻害や合理的な判断に影響する

・認知機能障害：認知症もあるが，急性期病院でより頻度が高いのはせん妄である

・精神症状：行動・心理症状（BPSD）の幻覚や妄想などのために，合理的な判断が困難になる

・ストレス反応：認知症をもつ人の場合，環境の変化や刺激に影響を受けやすい．例えば，がんの告知などの衝撃に対しても，一般よりも強く反応し，集中困難を招くことがある

②原因への対応（例えば，せん妄であればまずせん妄の治療を行い，障害除去を試みる）

③そのうえで，どうしても残存する障害にはそれに応じた支援を検討し，

④最終的に，本人が判断できるかどうかを判定する

というプロセスを踏む（詳細な流れは 図1 を参照）．

特に認知症により，意思決定能力が障害されている場合の支援

認知症により判断力の低下を生じていると，意思決定の場面においては，治療の選択肢同士を比較して，総合的に良し悪しを判断することが難しくなる．たとえば，長期的には完治を目指した治療の可能性があるにもかかわらず，入院をするのが面倒だからと治療を拒否する，などの事態が生じうる．また，記憶障害と合併し，そもそも検討しなければならない事態を理解できない，といった状況も生じうる．障害に配慮した以下のような

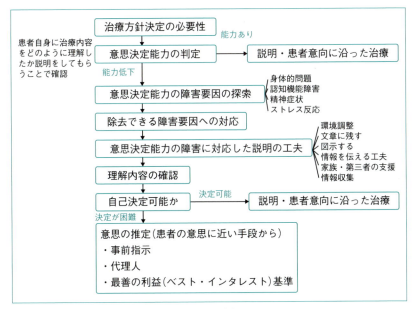

図1 意思決定能力が低下している場合の支援の流れ

サポートが求められる．
- （せん妄が合併している，身体症状がある場合には）判断能力や理解力を改善できる可能性がある要因を探索し，取り除くことを試みる
- 痛みを緩和する：痛みは注意力を低下させる．認知症患者は注意力が低下しているため，たとえ疼痛が軽度であってもコミュニケーションの障害になる．急性期，病院では疾患や治療に痛みを伴うことが多いため，まず痛みが緩和されているかどうかはぜひ確認したい
- 注意を乱しにくい，静かな場所で話す：複雑な注意が続かないため，刺激の少ない，集中しやすい環境を用意する
- 患者が信頼している人に同席してもらい，本人が緊張せずに話せる場を用意する：家族や知り合いのなかには，本人が理解しやすい言い換えをしたり，言葉にならない情動の変化を仕草でつかんだりできる人がいることがある
- 会話の時間を十分に取る：具体的に，短く，わかりやすい言葉で説明を

する

- アイコンタクトを意識して，注意を維持するように働きかける：返事は15秒ほどゆっくりと待つ
- 決めようとしていることについて，理解をしているもののなかから選択肢を慎重に伝える
- 図や表を積極的に活用する：重要なポイントをわかりやすく示す，何と何を比較しているのかを表にして示す，など視覚的にも訴える
- 言葉以外のコミュニケーション，うなずくことや手振り，笑顔からも意図を読み取り，言葉との齟齬がないかどうか確認する
- 決めたことは，一度時間をおいて繰り返し確認する
- できれば複数のスタッフから，答えが一貫していることを確認する

コラム

認知症の人に「悪い知らせ」を伝えるとき

　認知症の人に「悪い知らせ」を伝えることの是非には議論がある．特に，扱う話題が厳しいものであればあるほど，医療者も家族も迷う．加えて，深刻な話を告げたにもかかわらず，本人が数分のうちに忘れてしまうと，「このような大事な話も考えられなくなってしまった」と周囲が感じる衝撃と悲嘆がより大きくなる．しかし，少なくとも一度は，本人，家族と一緒に共有する場を持つことが，倫理的にも求められる．

　その場合，以下のような点に注意をしつつ伝えたい．

・比喩や暗喩が理解しにくいため，あいまいな表現は避ける．明確に伝え，同時に情緒的サポートを提供する（内容の理解は十分に伴わなくとも，重大な話題を扱っていることは理解できる．少なくとも情緒的な苦痛を伴っていることは肝に銘ずべきである）

・メッセージは1つに絞る

・重要な言葉を繰り返す

　また，家族への支援も重要である．本人が理解できないために，家族が本人に理解をさせようと，繰り返し説明せざるを得ない場面が生じることがあり，家族に与える苦痛が大きい．家族の苦痛・負担を減らす工夫も必要となる．

それでも十分な理解が得られない場合には

　患者の状況に応じた説明を行い，加えて医療者が環境調整や説明の工夫などを行っても，なお理解や判断が困難な場合，意思決定能力を著しく喪失していると判断せざるを得ない．この場合，本人の自己決定権を尊重するために，可能な限り本人の意思・意向を推定し，医療行為の決定に反映させる必要がある．一般に，本人の意思に近いと考えられる①事前指示から，②代理人，③最善の利益（ベスト・インタレスト）基準の順で進められる．

　わが国の臨床においては，慣習として，家族に対して説明し，家族の了承を得ることが行われている．一方でわが国の法律では，医療従事者の家族への説明義務と，家族の知る権利を認めているが，本人の治療同意に関しての代理は認めていない．家族への説明，家族からの了承について，法的な観点と臨床現場の実践をどのように整合させるのかについては今後議論が必要となろう．

家族との話し合いで注意をすること

　家族に説明をし，家族と話し合う場合，家族がどうしてそのような意見を抱くに至ったのか，患者の病気をどのように理解しているのか，家族の価値観や不安，患者への思い，患者が以前に家族に対して話していた内容なども併せて聞き出し理解する必要がある．家族が患者の意思を代弁する場合には，

- 家族が，本人の価値観や意向を知っているか．具体的には，患者がどのような場面で，どのような言葉や表現を用いて話したか
- 家族は，代弁者として適切か
- 代弁者としての判断方法が適切か
- 家族間で意見はまとまっているか
- 本人と家族との間に利益相反はないか

を注意し，確認する．

本人にとっての最善・最大の利益を考えた決定を行う

　本人が意思決定能力を失っている場合，医療における意思決定は，本人

にとって最大の利益となるように決定することが求められる．このときに
重要なことは，「**意思決定能力を失っている本人が，この場においてもしも
意思決定能力が回復するとしたら，本人が望む最善の選択肢を考える**」こ
とである．最善の選択肢を出したうえで，本人の利益が最大となるように
決定を進める．重要なことは，あくまでも本人の立場に立って「本人が決め
るとしたら何を望むのか」を考えるという点である．現実には，本人の意向
が明らかになっていなければ，「似たような場面ではこのようなことを希望
していた」とか「本人は以前より〇〇を大事にしていた」など，生活の場面
での本人の価値観や判断基準，人となりを知る者が集まり，「今は判断でき
ないものの，もしも本人がこの状況を認識して判断するとしたら，どのよ
うに決めていくのか」を話し合う．臨床の場面においては，「本人の（主観的
な）最善の利益」がしばしば「医療者や家族が自分たちの立場で最善と考え
る選択肢」と誤ってとらえられがちであるため，注意をしたい．

Case：その後

　精神科を受診したところ，MMSE：18/30点（時間見当識の障害，再
生の障害，シリアル7：3/5点）全般的な認知機能低下を認めた．日常
生活では，買い物の時のお釣りの計算が難しいことや同じ食品を何度
も買って帰ることを繰り返していたことが家族からのインタビューで
明らかとなった．MMSEで再生や見当識で失点していることと併せ
て，近時記憶障害と実行機能障害が支障をきたしている要因と判断した．
　続いて，本人に自分の身体の状況をどのように理解しているか確認
をした．本人は「お腹に違和感・痛みがあること」，「担当医が病気であ
ることを告げた」のは理解をしていたが，「『がん』に罹患していること」
との関連づけや検査・治療内容については理解が難しい状態であった．
　そこで，意思決定能力については部分的であると判断した．担当医
には，部分的な意思決定能力があることから，通常治療については病
状や治療について理解を促す支援のもとでの判断が望ましいことを
伝えた．併せて，支援のポイントとして，記憶障害と実行機能障害が中
心であることから，両障害に配慮をして，「絵に描いて説明をする」，

「同じ言葉で繰り返し説明をする」ほうが理解しやすくなること，比較のポイントを1～2点に絞って解説をすること，特に治療後の見通しを立てることは難しいこと，説明は娘同伴が望ましいことを伝えた．

担当医は，2回に分けて説明した．診察後には看護師が理解を確認し，補足の説明を行った．特に，治療内容とともに，その後の生活について説明をし，どのような状況が予想できるのか，そのために今から必要となる支援は何かを説明した．娘も，当初は認知症が合併していると思っていなかったが，家での生活を振り返るにつれ状況を理解し，術後の生活について，本人と一緒に考えるようになった．

最終的に，治療後の見通しを含め基本的な理解を確認したうえで，本人は治療を希望し，手術に踏み切った．

Case では，幸いにも治療方針を決定する段階で，認知機能障害の低下に気づかれたため，意思決定能力の評価から，能力に応じたエンハンスメントが提供され，最終的に本人より適切なインフォームド・コンセントが与えられた．

しかし，そこに至る経過を見直すと，検査時点で，説明を十分に理解できず指示を守ることができなかったエピソードがあること，告知の時点でも，今まで精査を受けているなど，十分に自分自身ががんであることは疑われる場面であるにもかかわらず，その状況を把握できていないことから，説明が不十分である状況を考慮に入れたとしても，把握や理解することが難しくなっていることや病識が危ういことは疑われてしかるべきであった．

高齢者の認識や意向は，若年者と比べて強く出ることは少なく，あいまいであったり，微弱であったりする．面談時のちょっとした一言や，表情の変化をとらえるなど，丁寧な観察や評価が望まれる．

 まとめのひとこと：本人の意向に沿った選択を行うために

認知症をもつ人の診療場面では，しばしば周囲の人は，本人が望んでいることを直接本人に尋ねることをせずに，家族や介護者に尋ねがちである．その背景には，本人から意向を聞き出すのに時間を要することや，認知

症と診断されるとすべてのことをもはや理解・判断できないだろう，との誤解がある．結果として，本人の希望を，本人に確認することなく，周囲の者が決めてしまう危険性が生じる．

　認知症が進行しているとしても，中等度の認知症までであれば，本人の好みや希望を表現することは可能である．実際の臨床においては，少し医療行為を試みて，本人の感想や反応を改めて確認し，話し合う作業を繰り返すことが行われる．この際に，普段の生活を丁寧に観察することが本人の希望を確認するうえで役立つ．担当医を中心に，看護師や介護職など，患者を支援する多職種が携わることが重要である．

　また，本人が健康なときに行う選択と，病気になったときに行う選択とは必ずしも一致しない．過去には積極的な治療は拒否をしていた場合であっても，認知症をもち，同じような場面を繰り返した際には，治療を希望する場合もありうる．意思決定支援は診断時から継続して行われることが重要である*．

　療養の過程で抱くであろう不安や懸念を丁寧に話し合い，検討することにより，本人や家族に，たとえ病気が長期にわたるものであったとしても，治療や介護は継続すること，苦痛を伴う症状に対しても対処されるという信頼感が生まれる．一方，将来のことに関してはっきりと決断を下すということは，直面化したくないものに直面化せざるを得なくなる場面を作り，苦痛につながる場合もある．医療者は，苦痛にも配慮をし，その適応を検討することが求められる．

文献

参考文献

- Hurria A, et al : Senior adult oncology, version 2.2014: clinical practice guidelines in oncology. J Natl Compr Canc Netw 12(1) : 82-126, 2014.
- Appelbaum PS : Clinical Practice. Assessment of patients' competence to consent to treatment. N Engl J Med 357(18) : 1834-1840, 2007.
- 判断能力を構成する要素はなんだろう．トマス・グリッソ，他(著)，北村總子，他(訳)：

---

*近年，意思決定支援の新たな試みとして紹介されるアドバンス・ケア・プランニング (advance care planning: ACP)は，本人が自ら決定をし，希望を表明できなくなった場合に備えて，認知症の初期の時点から，本人にとって重大な影響を及ぼす可能性のある選択について時間をかけて検討し，考える機会を作る試みである．

治療に同意する能力を測定する—医療・看護・介護・福祉のためのガイドライン．日本評論社，2000．
・選択，意思決定能力，ケアおよび法律．武田雅俊（監），小川朝生，他（編）：認知症の緩和ケア—診断時から始まる患者と家族の支援．新興医学出版社，2015．
・株式会社富士通総研：平成27年度老人保健事業推進費等補助金 老人保健健康増進等事業 認知症の人の行動・心理症状（BPSD）や身体合併症対応など循環型の医療介護等の提供のあり方に関する調査研究事業．2016．
http://www.mhlw.go.jp/file/06-Seisakujouhou-12300000-Roukenkyoku/0000136622.pdf(2017.7.11 アクセス)

(小川朝生)

Pros and Cons

その2：
抗認知症薬は効く？　効かない？

諸説飛び交う認知症診療のトピックについて, Pros（賛成）とCons（反対），
立場の異なる2つの論考を提示し，読者とともに考えます.

私はこう考える

Pros 「効く」立場から

中核症状への効果

- コリンエステラーゼ阻害薬（ドネペジル，リバスチグミン，ガランタミン），
  N-methyl-D-aspartate（NMDA）受容体拮抗薬（メマンチン）の4剤ともに
  アルツハイマー病（AD）の中核症状の進行緩和に一定の割合で役立つ.
  ケースによっては意欲を向上させ，日常生活動作（ADL）の改善に役立つ
  こともある. ドネペジルは，レビー小体型認知症（DLB）にも適応がある.
- 外来診察の現場では中核症状への効果がわかりにくい面もあるが，臨床
  試験では内服継続による症状の進行緩和が示されている. 抗認知症薬の
  内服継続により ADL 低下が防げる実感がある.
- 内服継続が定期的な外来通院や医療スタッフとの継続的な意思疎通につ
  ながるという，非薬物療法的な側面も重要.

行動・心理症状（BPSD）への効果

- 治療の基本は非薬物療法だが，薬剤の併用により本人や家族の ADL が

向上するケースもある.

- 被害妄想・物盗られ妄想などADの行動・心理症状(BPSD)への効果は期待できないことが多い.
- 効果が期待されるのは主にアパシーや意欲低下. 被刺激性の亢進や易怒性などへの効果がある薬剤も一部にある.
- 焦燥・易怒性・暴言・徘徊などは抗認知症薬が原因の場合があるため要注意.
- DLBでは幻視を中心とした幻覚妄想状態への効果が期待される. ADとの鑑別が困難なケースでは抗認知症薬の積極使用を勧める意見もあるが, 投与量は慎重に検討したい.

使い方・使い分け

- まずは認知症の鑑別をしっかり行う.
- 特に早期ADでは, 病識の欠如が著しく, 投与を継続できないことも多い. 内服継続やもの忘れによる服薬の重複を防ぐため, 家族や認知症ケアスタッフとの連携が大切になる.
- 改訂長谷川式簡易知能評価スケール(HDS-R)やMini-Mental State Examination(MMSE)の点数が維持されていても, 患者家族は認知症が進行していると訴えることが多い. 介護で疲弊し「悪化する一方で全然よくならない」とネガティブにとらえている場合もある. 家族の介護負担も考慮したうえで毎回の診察で役に立っているかを十分聴取し, 慎重に使用や継続を検討する.
- 重症度別に考えると, 早期から中等度・やや高度の認知症には使用できる. 高度認知症への使用の賛否は分かれるが, ケースごとに十分検討する.
- 併用薬との相互作用も踏まえた慎重な投与を行う. 投与するか悩むケースは, 典型的なADでない場合も多いので専門医と連携する.
- 抗認知症薬の4剤は, 個々の症例によって使い分ける場合がある.

―――――――――――――――――――――――――――――――― 解説は p201 へ

(肥田道彦)

Cons 「効かない」立場から

中核症状, BPSDへの効果

・ADに対する抗認知症薬の有効性と安全性を検証したランダム化比較試験 (randomized controlled trial : RCT) において, 中核症状と BPSD のいずれに対しても確固たる有効性は示されていない.

・そのわりに失神などの無視できない有害事象が報告されているので, 中核症状とBPSDのいずれにも抗認知症薬を使わないのが基本.

・ほとんどすべての認知症ガイドラインはケアやリハビリテーションといった非薬物療法を第一選択とするよう推奨している. 「診断→投薬治療」や「もの忘れを訴えるのでとりあえず薬」といった, ガイドラインを無視した独自診療は危険.

・あえて使うのであれば, 定期的に認知機能検査を行うなど患者の状態を確認し, 効果が認められない場合, 漫然と投与しない姿勢が求められる.

使い方・使い分け

・4種類ある抗認知症薬の有効性に差はない. 特にコリンエステラーゼ阻害薬の使い分けにはほとんど意味はないのでできるだけ安価な薬を選ぶべき.

・コリンエステラーゼ阻害薬に賦活効果があるという根拠は乏しく, メマンチンに鎮静効果があるという根拠も乏しい. むしろメマンチンで興奮する危険が添付文書で警告されていることから, BPSD の種類 (焦燥, 興奮, うつ, 意欲低下など) によってコリンエステラーゼ阻害薬とメマンチンを使い分ける意味はない.

・精神症状が悪化した場合, 原疾患悪化か薬の副作用なのか区別するのは難しいので, 抗認知症薬の減量・中止を検討する必要がある.

・コリンエステラーゼ阻害薬とメマンチンの併用療法に明確な根拠はないので積極的に行う必要はない.

・承認用量未満の少量投与であれば副作用を減らせる可能性があるが, 少量投与の有効性は RCT で否定されているので少量投与に意味はない.

添付文書を無視した独自診療は危険.

――― 解説は p207へ

（小田陽彦）

なぜそう考えるのか

Pros 「効く」立場から

抗認知症薬の一番の効用とは？

　他の項でも触れられているように，現在日本で認可されている抗認知症薬は，ドネペジル，ガランタミン，リバスチグミン，メマンチンの4剤である．どの薬剤もADの中核症状の進行緩和に一定の割合で役立つことが知られている．ドネペジルとリバスチグミン，メマンチンに関しては，RCTで記銘力やADLの低下をプラセボと比較して有意に緩和することが海外や日本において示されている[1-4]．ガランタミンに関しては，海外のデータではあるが，RCTで認知症症状の進行予防効果が示されている[5]．

　著効例では，意欲が向上し，ADLの改善にも役立つ．筆者が経験したケースで特に印象に残っているのは，早期ADのケースである．たとえば，患者さんの家族に「最近の様子はいかがでしょうか」と尋ねると「今までは毎日寝て過ごしていましたが，抗認知症薬を内服するようになってから，食事のあと食器を流しまで持ってきてくれるようになりました」，「ここ最近は，自ら洗濯をすることはなかったのですが，抗認知症薬を内服し始めてから，自分で洗濯機を使って洗濯ができるようになりました」などと話すケースが多い．このような意欲向上に伴うADLの改善が，抗認知症薬を使用して得られる一番の効果であると筆者は考えている．

　DLBでは，幻視や妄想などの精神病状状が改善するケースもみられる．臨床の現場では，ADよりもDLBのほうが，抗認知症薬が著効していると実感が持てるケースが多い．

その2：抗認知症薬は効く？　効かない？　　**201**

介護の疲弊から，薬の効用を感じにくいことも．

とはいえ，認知症の中核症状に対する効果は，外来診察の現場では非常にわかりにくい．物忘れ外来に来院されるケースで，特に中核症状である記銘力障害・見当識障害を主訴とする場合，同じことを何度も聞き返され，同じことを何度も返答しなければならないという疲弊感から，家族は「全然症状が改善しません．以前よりもひどくなりました」などと訴えることが多い．しかし，そのようなケースに HDS-R や MMSE を施行してみると，実際には前回診察時とほぼ得点が変わらないことをしばしば経験する．抗認知症薬の使用によって記銘力障害の進行緩和はできていたとしても，障害がなくなるわけではないため，家族が疲弊し，「症状が悪化した」と感じられるのだ．この状況は，患者さんの介護にとっても悪影響である．このような家族の疲弊をなくすためには，まず，介護保険の存在を家族に説明し，①患者さんにデイサービスやショートステイ，訪問介護，訪問看護などを利用してもらえる環境を作っていくこと，②家族の介護負担を軽減するため，定期的に介護負担について表出し，その苦悩を共有できるような環境を整えることが不可欠と考える．このように，介護サービス利用について外来通院時に定期的に確認しつつ，抗認知症薬を用いて認知症の進行緩和に取り組むという環境を作り上げていくことが大切なのだと思う．

通院と内服の継続そのものが，進行抑制に効果的

また，エビデンスとしてははっきりしていないが，抗認知症薬を使用継続し，定期的にもの忘れ外来に通院すること自体が認知症の進行緩和に役立つと筆者は考えている．外来に定期的に通院するためには，本人・家族もしくは認知症ケアスタッフの誰か，もしくは全員が，認知症に対する治療を積極的にしていきたいという期待を強くもつことが必要になる．実際，患者さんに抗認知症薬の服用を継続してもらいたいという思いで認知症ケアスタッフが関わることで，誤投薬や飲み忘れの防止，定期的な病状の確認など，患者さん本人への認知症ケアが行き届くケースが多い．一方で外来通院を継続できなければ，患者さんに対するケアも行き届かなくなりがちである．このような意見を述べると，プラセボを利用して，抗認知症薬以外の内服薬を継続しても同じ効果が得られるのでは，と考える方もいるかも

しれない．しかし，前述のように抗認知症薬に認知症の進行を遅らせるエビデンスがあると考えると，総意として合意が得られるのであれば，まずはこれらの薬剤使用を継続すべきではないか，と筆者は考える．

もの忘れ外来の経験では，外来診療を継続できないケースのなかには，家族の患者さんへの関心があまりなく，認知症の進行緩和に消極的な立場をとっている場合がある．そのようなケースでは，家族の患者さんへの普段の対応も消極的で，認知症ケアスタッフへの相談や連絡も少なく，日常生活の管理が行き届かず，ADLの維持がうまくいかなくなりがちである．さらに，認知症発症前から患者さんと家族との関係が悪く，積極的な介護に至らないケースもある．そのようなケースでは，病院受診が遅れ，BPSDが出現してから物忘れ外来を受診し，他の内科疾患の合併によって初めて認知症の併存が明らかになることが多いようだ．しかしこうしたケースであっても，介護保険制度を最大限に活用し，認知症ケアスタッフとの連携を続けていくことで，本人の状態に適した生活環境が構築でき認知症の進行緩和につながることもあるし，内服実現可能な状態となった段階で抗認知症薬の使用を積極的に勧めることが望ましいだろう．

少しでも進行を遅らせたいという期待に応える

先日，物忘れ外来を受診中の患者さんの家族の何人かに，抗認知症薬を続けることに対する考えを尋ねてみた．多くの家族の意見をまとめたわけではないが，大半が「患者さん本人が元気だった頃，仕事や子育てに一生懸命な方だったから少しでも認知症の進行を遅らせられるのであれば，この薬の内服継続を続けさせてあげたい」という希望や願いのようなものを感じられる返答をされた．

抗認知症薬を漫然と使用するのは筆者もよくないと考えている．また，家族に認知症の進行緩和の願いがあったとしても，いつまで内服継続すべきか，意見が分かれるところであろう．重度認知症になってまで内服継続するのは望ましくないという意見も多いことは承知しているが，介護を何年も続け，長期臥床状態，車いすやストレッチャーを利用するような全介助の状態で，ほとんど発語がない状態にまでなったとしても，少しでも進行を遅らせ，患者さんと会話がしたいという理由で抗認知症薬の継続を希

望する家族もいる.

たとえば，自宅で毎日妻の介護を続ける夫が，外来の際「先生，この前，本人がおはようとあいさつしてくれました」，「何か月かぶりに，自分の話に『そうだね』と返事をしてくれました」などと，嬉しそうに話をすることもあるのだ．そのような患者さんの家族に抗認知症薬の使用継続について相談すると「本人が内服を継続でき少しでも認知症の進行緩和や回復が期待できるのであれば，抗認知症薬の使用を継続したい」などと意見をもらうこともある．そうした場合に，実際に抗認知症薬が効果を示しているかはわからずとも，家族が「望み」をかけ信じている以上，どのタイミングで抗認知症薬の使用を中止するかは，非常に難しい判断になる．医師のほうから「これ以上，認知症進行の緩和効果は期待できないので，抗認知症薬の処方は今回で中止にします」などと冷たく言うことがよい医療とも思えない.

個人的には，このように長期にもの忘れ外来を受診し，熱心に介護を継続されている患者さんの家族の願いや希望に応えることも，抗認知症薬の役割・使命として存在する場合もあるように感じている．確かに，全例で重症になるまで抗認知症薬を使用継続することは望ましくないであろう．しかし，本人の病状進行前の意向や家族の介護を継続していくなかでの治療に対する期待も考慮したうえで抗認知症薬の使用継続の可否を判断する必要があるのではないだろうか.

実際の使用にあたって

抗認知症薬の使用にあたっては，適応病名である AD もしくは DLB の患者さんへの投与は問題ないが，適切な鑑別が行われずに血管性認知症や前頭側頭型認知症（FTD）に薬剤が使用されると，易怒性が増すなどの副作用が生じうるため，まずはしっかりと鑑別を行う必要がある．また，血管性認知症や，原因が AD と血管性認知症の両者に起因する「混合型認知症」で高血圧や糖尿病・脂質異常症を合併している場合，両側側脳室前角周囲や大脳基底核周囲の白質病変を伴っていることが多い．抗認知症薬を投与すると前者では易怒性が増し，後者では脱水の影響で意識障害を伴う場合があり，抗認知症薬の使用はかえって逆効果になりうる．これらを鑑別する

ためには，神経学的所見をとり脳血管障害の鑑別をすることが必要であるが，特に前者では，患者さんの手掌を握って上肢を曲げ伸ばししたとき，患者さんが力を込めて手を握ってくる「強制把握」を認めることが多い．そのようなケースでは，抗認知症薬の中止や投与量の減量，バルプロ酸や抑肝散の少量併用などが必要となるが，こうした抗認知症薬の継続に難渋するケースについては，専門医の意見を聞き対応するのが適切であろう．

　BPSD に対する治療は，患者さん本人に対する支持的な対応を継続しながら先に述べた家族や認知症ケアスタッフとの連携を進めるなどの非薬物療法を行ったうえで，必要に応じて抗認知症薬を使用することが望ましい．意欲低下やアパシーに対しては，コリンエステラーゼ阻害薬（ドネペジル，ガランタミン，リバスチグミン）が効くことがあるが，幻覚・妄想などの精神症状に対しては，メマンチンも含め4剤とも奏効しないことが多い．ただし，AD と DLB の合併例で，幻視や被害妄想などを伴う場合には抗認知症薬が著効するケースもある．このようなケースでは，徐々に投薬量の増量が望まれるが，少量の服薬で吐き気や嘔吐などの副作用が生じることもあり慎重な投薬管理が必要である．また，高血圧でカルシウム拮抗薬などの降圧薬を使用する場合，あるいは重度の心不全をきたしている場合に，抗認知症薬の併用により血圧低下や徐脈・吐き気などをきたし，投与量の減量や中止などの対応が必要となるケースもあるため注意したい．また，抗認知症薬が原因で，焦燥や易怒性，徘徊といった BPSD が生じることもある．投与初期にはなくとも，認知症の進行とともに副作用を生じることもあり，十分な注意が必要だ．

　中核症状・BPSD のいずれにおいても抗認知症薬の処方を継続したらよいか悩むケースは，典型的な AD でないことも多い．そのようなケースでは認知症専門医との連携により治療方針を決定していただきたい．

　使い分けという点に関しては，抗認知症薬4剤とも AD の中核症状の進行緩和目的で使用することが多いが，不安・焦燥や易怒性などの周辺症状を認める場合，メマンチンの使用で効果があるケースもある．リバスチグミンに関しては，貼布剤の利点として血中濃度の上昇が緩徐であり，ドネペジルやガランタミンを使用し吐き気などの副作用があるケースで AD の進行緩和を継続したい場合に使用を選択することもある．ただし，貼布剤によ

るアレルギー性発疹やかゆみが出現することが多く対策が必要となることも多い.

文献

1) Rogers SL, et al : A 24-week, double-blind, placebo-controlled trial of donepezil in patients with Alzheimer's disease. Donepezil Study Group. Neurology 50(1):136-145, 1998.
   <ADにおいてプラセボと比較してドネペジルの有効性を示した海外のRCT研究>

2) Homma A, et al : Clinical efficacy and safety of donepezil on cognitive and global function in patients with Alzheimer's disease. A 24-week, multicenter, double-blind, placebo-controlled study in Japan. E2020 Study Group. Dement Geriatr Cogn Disord 11(6):299-313, 2000.
   <ADにおいてプラセボと比較してドネペジルの有効性を示した日本国内のRCT研究>

3) Nakamura Y, et al : A 24-week, randomized, double-blind, placebo-controlled study to evaluate the efficacy, safety and tolerability of the rivastigmine patch in Japanese patients with Alzheimer's disease. Dement Geriatr Cogn Dis Extra 1(1):163-179, 2011
   <ADにおいてプラセボと比較してリバスチグミンの有効性を示した日本国内のRCT研究>

4) Nakamura Y, et al : Efficacy and safety of memantine in patients with moderate-to-severe Alzheimer's disease: results of a pooled analysis of two randomized, double-blind, placebo-controlled trials in Japan. Expert Opin Pharmacother 15(7):913-925, 2014.
   <ADにおいてプラセボと比較してメマンチンの有効性を示した海外のRCT研究>

5) 繁田雅弘:海外データからみたガランタミンの中核症状に対する効果と安全性. 老年精神医学雑誌 22(増2):40-44, 2011.
   <ガランタミンに関する海外のエビデンスとドネペジル, ガランタミン, リバスチグミンの3剤の海外のメタ解析に関する報告>

(肥田道彦)

Cons 「効かない」立場から

コリンエステラーゼ阻害薬の有効性と安全性とは

AD治療薬はコリンエステラーゼ阻害薬とメマンチンに大別される.

コリンエステラーゼ阻害薬の主な効能はAD患者の認知症症状の進行抑制である. 治験ではAlzheimer's Disease Assessment Scale-cognitive subscale(ADAS-cog)で認知機能が評価された. ADASは70点満点の心理検査で, 点数が高いほどに認知機能障害が高度であることを示し, 4点以上差があると臨床的に意味があるとされる.

10本のRCTを解析したコクランレビュー[1]では, 軽度〜高度のAD患者にコリンエステラーゼ阻害薬を承認用量で6か月投与した場合, プラセボに比べてADAS-cogにて2.37点(95%信頼区間2.02-2.73, p<0.00001)の改善が認められるにとどまり, 多くのAD患者にとって**臨床的に意味のある認知機能改善は期待できない**ことが示唆された. 別のメタ解析[2]では臨床的有意差(ADAS-cogで4点以上の改善)を達成するために必要な患者数(number needed to treat:NNT)は10(95%信頼区間8-15)だった. なお有害事象が発生する患者数(number needed to harm:NNH)は12(95%信頼区間10-18)でNNTとNNHは近かった.

実薬群で多くみられた有害事象は嘔吐, 下痢などの消化器症状だが, コリンエステラーゼ阻害薬によりQT延長, 心室頻拍, 心室細動, 洞不全症候群, 洞停止, 高度徐脈, 心ブロックなどが現れることがあるので, 心筋梗塞, 弁膜症, 心筋症, 低カリウム血症などを有する患者には注意が必要である. RCTで失神が報告されたのは実薬群1,194例中41例(3.43%)に対しプラセボ群1,012例中19例(1.88%)で, オッズ比は1.90(95%信頼区間1.09-3.33, p=0.02)だった[1]. 多くのRCTで心房細動や徐脈など心血管系疾患を有する患者は除外されているのに失神のオッズ比が1.90だったことに留意すべきである.

なお3種類のコリンエステラーゼ阻害薬(ドネペジル, ガランタミン, リバスチグミン)の間に有効性または安全性に差があるという証拠はみつからなかった[1]. 英国のガイドラインは**できるだけ安価な薬を使う**よう推奨している.

メマンチンの効果と副作用を天秤にかけてみる

　メマンチンは NMDA 受容体拮抗薬である．効能は中等度〜高度の AD 患者の認知症症状の進行抑制である．治験では軽度〜中等度の AD 患者に対しては ADAS-cog で，高度 AD 患者に対しては Severe Impairment Battery（SIB）で認知機能が評価された．SIB は高度に障害された患者の認知機能を評価することを目的に作成された 100 点満点の心理検査で，点数が高いほどに認知機能が高いことを示す．

　12 本の RCT を解析したコクランレビュー[3] では，中等度〜高度の AD 患者にメマンチンを承認用量で 6 か月投与した場合，プラセボに比べて SIB にて2.97点（95％信頼区間 1.68-4.26, p<0.00001）の改善が認められた．精神症状評価尺度において焦燥がみられたのは実薬群 1,739 例中 134 例（7.71％）に対しプラセボ群 1,837 例中 175 例（9.53％）で，実薬群のほうが少なかった（オッズ比 0.78, 95％信頼区間0.61-0.99, p＝0.04）．すなわち中等度〜高度 AD 患者 17 人が 6 か月メマンチンを内服し続ければそのうち 1 人は焦燥を発現しないというささやかな予防効果が示唆された．ただし治験開始時にすべての AD 患者に焦燥があったわけではないので，治療効果については何ともいえない．既に存在する焦燥に対してメマンチンに効果がある証拠はないとコクランレビュー[3] は結論している．軽度〜中等度 AD 患者の認知機能に対するメマンチンの効果は，中等度〜高度 AD 患者に対するよりも乏しいことが報告されている．

　6 本の RCT を統合した別の解析[4] によると，メマンチンの RCT で最も多く報告された有害事象は実薬群，プラセボ群ともに焦燥だった（**表1**）．

　原疾患の症状に似た副作用は原疾患の症状であると誤認されやすい．メマンチン使用中の AD 患者に焦燥が出現した場合，それが副作用なのか原疾患の悪化なのか区別しにくいことを RCT は示唆している．

　メマンチン添付文書の「重大な副作用」の欄には以下のような記載がある．

　精神症状（激越：0.2％，攻撃性：0.1％，妄想：0.1％，幻覚，錯乱，せん妄：頻度不明）：精神症状（激越，幻覚，錯乱等）があらわれることがあるので，観察を十分に行い，異常が認められた場合には投与を中止するなど適切な処置を行うこと．

表1 メマンチンにかかる RCT の統合解析で高頻度にみられた有害事象

	メマンチン群	プラセボ群
焦燥	7.5%	12.0%
転倒	6.8%	7.1%
めまい	6.3%	5.7%
事故による外傷	6.0%	7.2%
インフルエンザ様症状	6.0%	5.8%
頭痛	5.2%	3.7%
下痢	5.0%	5.6%

〔Farlow MR, et al : Memantine for the treatment of Alzheimer's disease: tolerability and safety data from clinical trials. Drug Saf 31(7) : 577-585, 2008 より改変〕

　製薬会社がこのような警告を発している以上，メマンチン使用中に精神症状がみられた場合に医師が検討すべき処置は明らかである．

併用療法も，臨床的意義は不明

　コリンエステラーゼ阻害薬とメマンチン 20 mg/日の併用療法を検証した RCT 3 本に関するメタ解析[5]において，中等度～高度 AD 患者に限定して検討した場合に併用療法は単独療法に比べて統計的には有意な症状改善がみられたものの，その差があまりに小さいので臨床的に意味があるかどうかは不明と研究者らは結論している．その後，コリンエステラーゼ阻害薬にメマンチン 28 mg/日を併用する RCT を追加したメタ解析を別の研究者らが行い，統計的有意差が得られたのを理由に併用療法を推奨しているが，メマンチン 28 mg/日は国内未承認用量なので，本邦での診療の根拠にはならない．ゆえに併用療法を積極的に行う根拠はないといえる．

国内治験の結果は？

　日本の実臨床により近い国内治験の結果を**表2**に記す．
　ほとんどがプラセボと比べて優ったとされておらず不合格となってい

その 2:抗認知症薬は効く？　効かない？

表2 抗認知症薬の主要国内治験のうち承認された用量の結果要約

試験名	薬剤	量(1日)	対象疾患	結果	不合格の場合その理由
134試験	ドネペジル	5mg	軽〜中等度 AD	不合格	認知機能と全般臨床症状でプラセボへの優越性なし
161試験	ドネペジル	5mg	軽〜中等度 AD	合格	
231試験	ドネペジル	10mg	高度 AD	合格	
341試験	ドネペジル	5mg	DLB	不合格	精神症状と認知機能でプラセボへの優越性なし
341試験	ドネペジル	10mg	DLB	不合格	精神症状でプラセボへの優越性なし
GAL-JPN-3	ガランタミン	16mg	軽〜中等度 AD	不合格	認知機能でプラセボへの優越性なし
GAL-JPN-3	ガランタミン	24mg	軽〜中等度 AD	不合格	全般臨床症状でプラセボへの優越性なし
GAL-JPN-5	ガランタミン	16mg	軽〜中等度 AD	不合格	全般臨床症状でプラセボへの優越性なし
GAL-JPN-5	ガランタミン	24mg	軽〜中等度 AD	不合格	全般臨床症状でプラセボへの優越性なし
1301試験	リバスチグミン	18mg	軽〜中等度 AD	不合格	全般臨床症状でプラセボへの優越性なし
IE2101	メマンチン	20mg	中等度〜高度 AD	不合格	ADLでプラセボへの優越性なし
IE3501	メマンチン	20mg	中等度〜高度 AD	不合格	全般臨床症状でプラセボへの優越性なし

（製薬会社が PMDA に提出した申請資料を元に筆者が作成）

る．医薬品医療機器総合機構（PMDA）の審査報告書によると，不合格なのに承認されたのは「海外においては標準治療薬だから」と「本邦の臨床現場においてAD治療薬の選択肢が限られているから」という非科学的理由である．眼前のAD患者に抗認知症薬を使うべきか迷った際はまずこの承認経緯を思い出すべきである．主な不合格理由は「全般臨床症状でプラセボへの優越性なし」，「精神症状でプラセボへの優越性なし」，「ADLでプラセボへの優越性なし」である．全般臨床症状，精神症状，ADLはいずれも本人と介護者を詳細に問診して点数化される．その点数で実薬群とプラセボ群に

有意差がなかったということは，問診で薬の効果判定ができなかったことを意味する．

ドネペジル添付文書の「使用上の注意」の欄には以下のように記載されている．

> 定期的に認知機能検査を行う等患者の状態を確認し，本剤投与で効果が認められない場合，漫然と投与しないこと．

製薬会社がこのような警告を発している以上，添付文書に準じて定期的に認知機能検査を行う等患者の状態を確認し，**効果が認められない場合は中止する**といった対応が求められる．単に問診するだけの診察では不十分なのは治験データより明らかである．

少量投与の有効性も否定

抗認知症薬を承認用量未満の少量で使えば副作用を減らせる可能性がある．しかし少量投与の有効性を検証した国内治験（表3）をみると，全滅である．

抗認知症薬に，少量で開始した後，機械的に2〜4倍の量まで必ず増量する規定がある理由は治験データをみれば明らかで，少量投与の有効性がRCTで否定されているからである．これが睡眠薬や鎮痛薬といった効果が本人に実感できる薬であれば，RCTで無効とされた少量を実臨床で試してみる価値はあるが，抗認知症薬はそうではない．大半の国内治験において実薬とプラセボを問診で区別できなかった経緯を思い出すべきである．

少量投与を有効と医師が勝手に思い込み，漫然と続ける愚は避けなくてはならない．少量投与が必要な症例はごく一部にとどまる．一方で，薬価の観点から商業主義で増量規定が定められた可能性を指摘する独自論考が一部にあるが，抗認知症薬の開発時に製薬会社は少量投与の臨床試験から開始し，失敗するたびに徐々に試験用量を増やしていった経緯があることから，薬価目当ての増量規定という証拠もない．承認用量で安全性に問題がある場合は投与中止をすべきであり，少量投与を継続すべきでない．そもそも抗認知症薬の承認用量は海外よりも日本のほうが少ない．国際基準からみれば承認用量でも十分に日本独自の「少量投与」である．

その2：抗認知症薬は効く？　効かない？　　**211**

表3 抗認知症薬の主要国内治験のうち承認されなかった少量投与の結果要約

試験名	薬剤	量(1日)	対象疾患	結果	不合格の場合その理由
132試験	ドネペジル	2mg	軽～中等度 AD	不合格	全般臨床症状でプラセボへの優越性なし
134試験	ドネペジル	3mg	軽～中等度 AD	不合格	認知機能と全般臨床症状でプラセボへの優越性なし
231試験	ドネペジル	5mg	高度 AD	不合格	全般臨床症状でプラセボへの優越性なし
1301試験	リバスチグミン	9mg	軽～中等度 AD	不合格	全般臨床症状でプラセボへの優越性なし
IE2101	メマンチン	10mg	中等度～高度 AD	不合格	認知機能とADLでプラセボへの優越性なし

(製薬会社が PMDA に提出した申請資料を元に筆者が作成)

　なお, 2016 年 6 月 1 日付で厚生労働省保険局医療課が国保健康保険中央会と社会保険診療報酬支払基金に対し発出した事務連絡(添付文書の用量未満で抗認知症薬が投与される場合，一律に査定を行わず個々の症例に応じて医学的に判断するよう求める)は「承認されていない使用法であっても学術上誤りなき医薬品の使用法は認められており，承認用量を機械的に適用することによって都道府県の間においてアンバランスを来すことのないようにすること」といういわゆる「55 年通知」(昭和 55 年 9 月 3 日保発第 51 号厚生省保険局長)を再確認した形である．規定量未満投与に薬剤費を支払うことを厚労省が求めたわけではないことに注意されたい．

BPSDへの有効性は検証されていない

　AD を対象にした国内治験は主に認知機能と全般臨床症状を評価することを目的としており, BPSD に対する有効性を検証していない．ゆえに AD の BPSD に対する抗認知症薬の影響は不明である．抗認知症薬の副作用と

みられる激越などで認知症の人が殺人事件を起こした複数の事例が国に報告されていると一部一般紙は報じている．DLBを対象にドネペジルの有効性を検証した国内治験（341試験）では精神症状改善効果において実薬とプラセボに差はなかった．ゆえにDLBのBPSDに対して抗認知症薬を使う根拠もない．ドネペジル添付文書の「効能・効果に関係する使用上の注意」の欄には以下のように記載されている．

精神症状・行動障害に対する本剤の有効性は確認されていない．

以上のように，抗認知症薬は使わないのが基本である．どのみちささやかな効果しか期待できないので医師が薬物療法を軽視したところで患者に損はない．

文献

1) Birks J : Cholinesterase inhibitors for Alzheimer's disease. Cochrane Database Syst Rev 25(1) : CD005593, 2006.
   ＜コリンエステラーゼ阻害薬のRCTについて系統的レビューをしている＞
2) Lanctôt KL, et al : Efficacy and safety of cholinesterase inhibitors in Alzheimer's disease: a meta-analysis. CMAJ 169(6) : 557-564, 2003.
   ＜ADに対するコリンエステラーゼ阻害薬のRCTについてメタ解析をしている＞
3) McShane R, et al : Memantine for dementia. Cochrane Database Syst Rev 20(3) : CD003154, 2006.
   ＜メマンチンについて系統的レビューをしている＞
4) Farlow MR, et al : Memantine for the treatment of Alzheimer's disease: tolerability and safety data from clinical trials. Drug Saf 31(7) : 577-585, 2008.
   ＜メマンチンの主として安全性について臨床試験の統合解析をしている＞
5) Muayqil T, et al : Systematic review and meta-analysis of combination therapy with cholinesterase inhibitors and memantine in Alzheimer's disease and other dementias. Dement Geriatr Cogn Dis Extra 2(1) : 546-572, 2012.
   ＜コリンエステラーゼ阻害薬とメマンチンの併用療法と単独療法を比較した臨床試験の系統的レビューとメタ解析をしている＞

（小田陽彦）

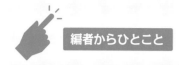
編者からひとこと

　抗認知症薬の効果には限界があることは両者とも認めつつ，少しでも有効な部分があるならば，患者の利益を考え積極的に評価しようという立場（Pros：肥田）と，確実な有効性を示す研究が乏しいなか，有害事象を考えれば使用は控えるべきだとの立場（Cons：小田）の違いだろう．

　ただ，両者に共通していることは，抗認知症薬を使用するときには，漫然と処方しないという点である．毎回の診察において，本人と家族が継続する意思があるかどうか，役に立っているかどうかをよく聞き，慎重に使うべきだとするProsに対し，Consもまた，定期的に認知機能検査を行うなど患者の状態を確かめ，効果がなければ中止するべきであることを説いている．ともに重要な診療姿勢といえよう．

　AD（あるいはDLB）と診断できたからすぐに抗認知症薬処方という発想や，もの忘れの訴えが強いのでとりあえず抗認知症薬という態度は，あってはならない．認知症の治療は，他の多くの疾患と異なり，薬物が中心ではないということをまず認識する必要がある．

　介護負担に影響するBPSDに対する効果については，意見が大きく分かれた．アパシーや意欲低下に効果が期待されるというProsに対し，Consはコリンエステラーゼ阻害薬（ドネペジル，ガランタミン，リバスチグミンなど）の賦活効果は根拠に乏しいと主張する．Prosは個別症例の経験を重視し，Consは大規模臨床試験の結果を重んじた違いであろう．ただ，「異常な賦活効果」といえる副作用として易怒性，暴言，徘徊といった精神症状の悪化を招く可能性では一致しており，十分留意する必要がある．

　　　　　　　　　　　　　　　　　　　　　　　（上田　諭）

第3章

知っておきたい,
MCI とさまざまな認知症

MCI の基礎知識，これだけは

> **ポイント**
>
> ・ MCI の有病率は 65 歳以上で 10〜20％にのぼるといわれる
> ・ 患者・家族は抗認知症薬に期待をもつことも多いが，予防のエビデンスはない
> ・ MCI はまだ「グレーゾーン」．不安が先行しないよう，精神面でも適切なケアを

　近年，アルツハイマー病（Alzheimer's disease：AD）を中心とする認知症に対する早期介入の重要性が説かれるようになり，神経心理検査や画像診断などを含むバイオマーカーの診断技術が向上した．そのような経緯の中，年齢に比して正常とはいえない認知機能低下があるものの，認知症の診断基準を満たさない臨床症候群を**軽度認知障害**（mild cognitive impairment：MCI）という概念でまとめようという考え方が提唱されている．MCI の概念は Petersen らによって「加齢変化による認知障害の段階とAD を中心とする認知症の診断基準を満たす中間にある状態」と定義された[1]．その特徴としては，①本人や家族から認知機能低下の訴えがある，②認知機能は正常とはいえないものの認知症の診断基準も満たさない，③複雑な日常生活活動に軽微な障害はあっても基本的な日常生活機能は正常，の 3 点が挙げられる．近年の系統的レビューによると，65 歳以上の人口に

おける MCI の有病率は 10〜20％にのぼるとされる[2]．また，MCI 患者は年間 10〜15％の割合で認知症に移行すると報告されており，6 年のフォローアップでは，80％以上が認知症に移行するとの報告もある[3]．一方で，MCIと診断された群のうち，報告により幅はあるものの 17〜32％の割合で正常な認知機能に寛解するともいわれ，病態像および予後に関しても，不均一な症候群であるといえる[3]．

Case

忘れっぽくなったと訴える初診時 74 歳男性

主訴 メモをとる回数が多くなった．

既往歴・家族歴 特記すべき事項なし．

生活歴 大学卒業後，省庁への勤務を経て，その後中小企業の顧問として勤務．70 歳で定年退職．妻と同居しているが，近所に娘夫婦が住んでいる．

病前性格 外交的．

現病歴 X−1 年頃より，物を置いた場所を忘れる，予定の約束をすっぽかすといった症状に患者自身が気づくようになった．以降，もの忘れに対処しようとメモをとる回数が増えた．妻や娘も本人のもの忘れを指摘することが増え，自信を失っていった．X 年頃より，もの忘れに対する不安は強まり，自宅に閉居しがちとなった．妻や娘にも勧められ，認知症の精査を希望して妻と娘が同伴で受診となった．

初診時現症 礼節・整容は保たれているが，表情はやや硬い．自身でもの忘れに対する自覚があり，「メモをとる回数が多くなった」と手帳を見せる．「自分は認知症なのではないか」と不安を訴えた．患者の了承を得たうえで家族に話を聞くと，「最近探し物が多くなった」，「同じことを確認することが増えた」とのことであった．日常生活においての大きな支障はなく，単身での外出や買い物は可能であった．

身体所見 手首固化徴候や筋硬直，手指振戦，歩行障害などの錐体外路症状は認めず，その他の神経学的所見も認めない．

神経心理検査所見 MMSE：27/30 点（遅延再生−2，数唱−1），

MCI の基礎知識，これだけは 217

WMS-R：論理記憶 II　5/25 点，COGNISTAT：記憶　7 点（カットオフポイント 8 点），Clinical Dementia Rating（CDR）：0.5 点

画像所見　頭部 MRI にて側脳室下角海馬周囲の萎縮を認める．その他の大脳皮質のびまん性の萎縮は目立たない．

診断　病歴，神経心理検査，画像所見から，現時点では認知症ではない，健忘型 MCI と診断した．

MCI の分類と近年の動向

　当初 MCI は単一のエンティティ（概念）とされていたが，その後記銘力障害の有無により，健忘型 MCI と非健忘型 MCI に分類されるようになった．さらに，遂行機能や視空間認知，言語，注意などの各領域に認知機能障害があるかどうかにより，単一領域 MCI と複数領域 MCI に細分類されるようになった（**図1**）[4]．このうち，健忘型 MCI は AD に移行しやすい状態として想定され，一方で，非健忘型 MCI は，レビー小体型認知症・血管性認知症・前頭側頭型認知症など他の原因疾患による認知症に移行しやすい状態として想定されている．また，2011 年には NIA-AA より，「MCI due to AD」の概念が提唱された．MCI due to AD は，MCI を AD の前駆状態として意図した概念であり，AD の病理学的背景をもった疾患が，前臨床段階から，MCI という状態を経て，認知症の顕在発症に至るという考え方である．MCI due to AD の検出のためには，より優れた神経心理検査バッテリーや，遺伝子や髄液などのバイオマーカー検査，PET などの画像検査が推奨されているが，現状では，一般に臨床応用に用いるには至っていない[5]．つまり，MCI を多様な病態を呈し，時には正常に復するような不均一な状態像として広義にとらえるか，あるいは MCI を AD の前駆状態として狭義にとらえるかで，MCI の概念の位置づけが変わってくる．

MCI 診断のポイント

　一般外来において，HDS-R や MMSE は，早期発見・早期診断におけるスクリーニングツールとして比較的簡便であるためよく用いられる．しか

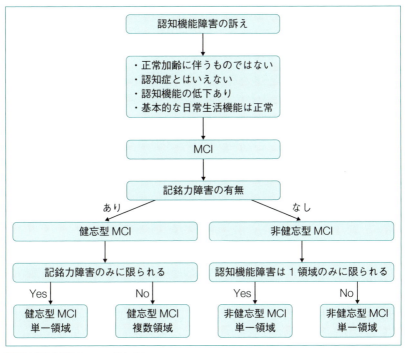

図1 MCI 診断のアルゴリズム
〔Petersen RC : Mild cognitive impairment as a diagnostic entity. J Intern Med 256(3) : 183-194, 2004 より改変〕

しながら，あくまでもこれらの検査は定量的評価であり，総点のみで MCI が診断できるわけではない．HDS-R や MMSE を施行する際は，その失点パターン（どの領域が障害されているか）に着目する必要がある．そこで，記銘力障害が示唆される場合は，ウェクスラー記憶検査（Wechsler Memory Scale-Revised：WMS-R）などの記銘力障害の検出に優れた認知機能検査を行うこともあり，そのなかでも論理的記憶 II の項目は遅延再生を含み，健忘型 MCI あるいは MCI due to AD を診断するのに有用であるとされる．一方で，日本語版 COGNISTAT 認知機能検査（Neurobehavioral Cognitive Status Examination）は比較的簡便でありながら，記銘力障害のみならず，他の領域の認知機能障害の評価にも有用である．

さまざまな神経心理検査があるが，診断に至るための重要な評価は，病

歴の聴取に基づく病態像の把握である．特に，健忘型 MCI が疑われる患者に対しては，まずは「どのようなことにお困りですか」とオープンな質問をし，もの忘れについて言及されれば，「どのようなことを忘れてしまうのか」，「日常生活上の支障はあるか」といった質問を組み立てる．家族に対しては，患者の了承を得たうえで，「同じことを繰り返し聞くことが多くなったか」，「生活場面で物の置き忘れが増えたか」といったことを聴取する．それにより実際の生活場面での認知機能障害の有無と生活機能を確認することが，MCI の診断につながる．

MCI 治療における問題点

残念ながら，コリンエステラーゼ阻害薬を中心とした既存の認知症症状改善薬は，わが国では MCI に対する保険適用はない．またそれらの薬剤の MCI に対する治験においても，認知症への移行の予防に関するエビデンスは現時点では十分にはない[2]．そのため，自覚的もの忘れを主訴として来院した患者を健忘型 MCI と診断した場合，告知の問題や，患者や家族が MCI にどのように対応すればよいのかといった課題が生じる．近年の認知症に対する啓発活動から，家族や患者が抗認知症薬に対する過剰な期待を持ち合わせることも多く，正しい認識を指導する必要がある．

告知と対応のポイント

MCI 患者の多くは，判断力・意思決定能力を有しており，自己の変容に対して不安を伴っていることも多い．また，家族も不安を抱いていることが多く，家族に対する配慮も必要となる．治療者は MCI と診断した場合，それらを踏まえたうえで告知を検討する．告知の是非に関しては他項（➡ p55）にて述べられているため省略するが，告知をする場合は慎重に，かつ双方になされなければならない．

告知内容に関しては，MCI と診断した根拠（記銘力障害の有無・神経心理検査および画像所見）を示すとともに，「MCI は認知症ではなく，認知症に移行するリスクがある状態像である」旨を伝える．「グレーゾーン」である

ことを強調することで, MCI という段階を治療過程における, 猶予期間としてとらえることができる. そして, その猶予期間のなかで, 患者および家族の不安や動揺に対して, 適宜アドバイスを行っていく. 運動などの非薬物療法的な介入も有用である可能性があるが, 疾患の特徴と経過, 既存の治療薬の限界を患者と介護者に理解してもらうこと, 不安を和らげること, 適切なケアプランを作成して環境を整える視点が求められる.

Case:その後

告知　患者および家族の希望もあり, 神経心理検査所見・画像所見を提示したうえで, 現時点での暫定診断が健忘型 MCI であるとの告知を行った. 患者からは,「それは認知症ということか?」との不安が語られた. 治療者は, 現時点の診断は MCI であるが, 将来的に認知症に移行する可能性もあるので, 注意しましょう, と慎重に病状を説明した.

　一方で妻からは, 早く投薬を開始してほしいとの訴えが聞かれた. 治療者は, いずれは投薬を行うことになると考えたが, 家族の薬剤への過度の期待があり, またこの時点での投薬は患者の不安を悪化させる可能性があると判断し, 経過観察としたうえで, 個別面談を行うこととした.

個別面談の導入　家族に対して:認知症へ移行するリスクの高い状態であることを率直に話したところ, その内容は受け入れた. しかし, 介護や予後に対する現実的な不安の訴えは続いていたため, 治療者はそのような不安は当然であると重ねて伝え, 家族の不安を受容したうえで, そのような問題が生じた際には介護保険制度を利用するなどの対応例を具体的に挙げることで, 家族の不安を和らげるように努めた.

　患者に対して:治療者は, 認知症に移行するリスクがあるので, それを避けるために運動や生活習慣を工夫することが大切であると説明した. また, 薬剤については, その効果および限界を説明した. そのうえで, 患者の不安を十分に傾聴し,「もの忘れは誰にでも大なり小なり生じるものです. もの忘れの不安で閉じこもるのももったいないです

し，少しもとの生活に戻ってみませんか」と促した．

その後の経過　個別面談を導入するなかで，患者からは今までの生活史や今後の人生における役割など，さまざまなことが語られるようになった．また，そのようななかで，「もの忘れに対する不安はあるがもとの生活に戻りたい」といった発言が聞かれた．治療者はこの時点で抗認知症薬の投与を開始した．また，家族の態度も患者の努力を見守るといった患者自身を尊重した姿勢へと変化していった．

まとめのひとこと

　MCI に対する標準的な介入方法が確立していない現状のなかで，認知症への不安だけが先行している場合が臨床場面では多い．これまでは認知機能のみに焦点が当てられていたが，近年はそのような MCI 患者の抑うつや不安に対する精神療法的介入の有効性についての報告も散見されるようになった[6]．患者の不安・抑うつの改善に加え，家族の介護負担の軽減なども視野に含む包括的な対応が求められている．患者に対しては，本人の苦悩を汲み取って共感し，自分らしい生き方を取り戻すこと，そして家族に対して正しい情報を提供することで，過剰な不安・ストレスを抱え込まないよう指導することが望ましい．

文献

1) Petersen RC, et al : Mild cognitive impairment : clinical characterization and outcome. Arch Neurol 56(3) : 303-308, 1999.
　＜MCI の診断基準を満たす群は，正常加齢群および AD 群と比較して，その双方とも異なる認知機能プロファイルをもっていることが述べられている＞
2) Langa KM, et al : The diagnosis and management of mild cognitive impairment : a clinical review. JAMA 312(23) : 2551-2561, 2014.
　＜MCI の診断および治療に関する，臨床的視点から見たレビューである＞
3) Rosenberg PB, et al : Mild cognitive impairment : searching for the prodrome of Alzheimer's disease. World Psychiatry 7(2) : 72-78, 2008.
　＜MCI の疫学・認知症への移行率・寛解率・診断・マネジメントについて述べられているレビューである＞
4) Petersen RC : Mild cognitive impairment as a diagnostic entity. J Intern Med 256(3) : 183-194, 2004.
　＜MCI が健忘型と非健忘型に分類され，単一領域および複数領域の障害といった異

なるサブタイプを呈することが述べられている＞

5) Albert MS, et al : The diagnosis of mild cognitive impairment due to Alzheimer's disease : recommendations from the National Institute on Aging-Alzheimer's Association workgroups on diagnostic guidelines for Alzheimer's disease. Alzheimers Dement 7(3) : 270-279, 2011.
＜MCI due to AD の概念，およびそれに至るまでの背景，診断に必要とされる検査について述べられている＞

6) Orgeta V, et al : Psychological treatments for depression and anxiety in dementia and mild cognitive impairment. Cochrane Database Syst Rev 22(1) : CD009125, 2014.
＜コクランデータベースにおける，MCI 患者における抑うつ・不安に対する非薬物療法の効果に関するレビューである＞

（稲村圭亮）

その他の認知症の病態と対応──アルツハイマー病との違いを中心に

血管性認知症

ポイント

- ADと異なり，初期から神経症状やアパシー（無気力）や情動易変性などの精神症状が生じやすい
- ADのような心理的反応としての症状以外に，血管病変による精神症状がみられる．その際まず，身体面のチェックを行う
- 次いでシロスタゾールを試み（原疾患が脳梗塞の例），最後に向精神薬を検討するが，薬剤によるせん妄の出現に注意が必要である

血管性認知症（vascular dementia：VD）とは，脳血管障害ののちに生じてくる認知症のうち，血管イベントと認知症発症との時間的関連があると考えられるものである．原因不明の変性性認知症であるADとは，病態も必要な対応も異なる点が多い．

原因別にいくつかのタイプがあり，大別すると，以下のようになる．そのほか，出血性のものもある[1]．

多発梗塞性認知症

比較的大きな血管の梗塞に起因し，しばしば病変は多発性となる．各大脳動脈の境界領域（watershed）に生じやすい．症状は病巣によって多彩になる．ADのような緩徐な進行をとらず，発症時期がはっきりとしているう

224　第3章　知っておきたい，MCIとさまざまな認知症

え，血管イベントのたびに段階的に悪化する．従来の古典的な VD のタイプである．

単発脳卒中

　視床，尾状核，大脳基底部などにいわばピンポイントで生じた脳血管病変に起因する．それぞれの部位機能によって現れる障害は変わる．例えば，視床であれば，認知症症状とともに感覚障害や痛み（視床痛）が生じることがある．

ラクナ状態

　深部白質の貫通動脈終末の動脈硬化性病変が基盤になる．皮質下に多発性になる場合や，広汎性に深部白質病変が生じる場合があり，後者の典型がいわゆるビンスワンガー病である．このタイプは，多発梗塞性認知症のような段階的進行ではなく，AD と同様に，発症時期が判然とせず，緩徐進行性を示すのが典型的である．

AD との病態の違い

　AD では，認知機能に関する中核症状の記憶障害や見当識障害が出現すると緩徐に欠落が進み，一部が保たれたまま残るということは通常ないが，VD では完全に欠落せず，部分的に保たれたままであることも珍しくなく，「まだら認知症」などと呼ばれる．

　また，AD の初期では近時記憶障害のみがみられ，よほど重度になるまで神経症状や精神症状を認めることはまれである．VD では，障害部位によって，左右非対称で生じる麻痺，感覚障害，深部腱反射亢進や視野欠損のほか，偽性球麻痺による構音障害と嚥下障害，尿失禁，また血管性パーキンソニズムによる歩行障害などが初期から生じることがある．精神症状としても，アパシー（無気力），抑うつ，情動易変性（易怒性），こだわりの強さなどがやはり初期から生じやすい．

　特徴的な精神・神経症状としてよく知られるのは，感情失禁である．この用語は時々誤解されて用いられているが，脳器質的病変を背景として，

血管性認知症　**225**

感情がほとんど動いていなくてもそれが表出される(つまり失禁状態になる)ということである．つらいことがあって号泣するのは，やや過剰な泣き方であっても，感情の発露の方向は適切であり決して「失禁」ではない．誰かと対面しただけとか，よく知っている人から声をかけられただけといった感情が動くはずもない些細な刺激で泣いてしまう，といったことが感情失禁なのである．そのなかには，おかしくもないのに笑ってしまうという「強制笑い」という症状も含まれる．

さらに VD では，AD ではみられない認知機能の変動も生じやすい．これはレビー小体型認知症(DLB)の診断基準にある「注意や明晰さの著明な変化を伴う認知機能の変動」とも異なる．DLB では，それは嗜眠傾向や傾眠という形で現れる．それに対して VD では，可逆性であるが記憶能力や実行機能の明らかな低下，もしくは意識変容(意識の質的低下)による情動と行動の異常という形で現れやすい．脳血管病変を背景にする VD はせん妄を生じやすく，これらをせん妄として考えれば，前者を低活動型せん妄，後者を過活動型せん妄と呼ぶこともできるかもしれない．いずれも見当識障害が悪化し，後者では興奮しやすくなったり，こだわりやある方向の意思が高まって行動化したり他者への要求が異常に強まったりする．

VD の症状への対応

基本的には，AD に対してと同様に，本人の障害への思いやりをもち，自尊心(プライド)を尊重しつつ，できないことを支え助けるという姿勢で接することが重要である．なかには麻痺などの障害が加わって身体の自由が利かないこともあって，AD 以上に自分のプライドが傷つくことに敏感になっている人もいる．易怒性が高まったり，抑うつに傾いたりしやすい傾向があるため，その心情をよく理解して援助する姿勢が大切になる．これは医師の診察の場面でも，家庭内で介護者家族の対応においても同様である．

しかし VD では，血管病変によって避けがたく感情面で易刺激性が強く易怒的になったり，こだわりが異常に強くなって無理なことを介護者に要求したりすることがまれならずある．逆に，アパシー(無気力)が強く活動

性低下が顕著になったりする場合もみられる．これらの症状は，AD にみられる心理的反応としての症状とは性格が異なる．

このような場合は，心情を考えたていねいな対応だけでは解決しない．主に向精神薬による薬物療法が必要である．AD では極力避けるべきであった行動・心理症状（BPSD）に対する薬物対応を，VD では積極的に行う必要が出てくるのである．

ただし，その前に身体面への精査を欠かさずに行いたい．特に，血圧および脱水傾向の有無のチェック，脳血管障害のリスクファクターのなかでも糖尿病のコントロールである．

VD では，認知機能も BPSD も血圧に左右されることがしばしばある．血圧が低下すると脳梗塞のリスクが高まるとともに，認知機能は変動または低下し，情動的にも不穏になって，ついにはせん妄状態になってしまうことが十分ありうる．脱水傾向になっていないか，降圧薬が効きすぎて低血圧になっていないかをよくチェックする必要がある．

背景に糖尿病がある場合には，糖尿病がよくコントロールされているかどうかを確かめたい．糖尿病は認知症の危険因子であることがよくいわれるが，糖尿病の悪化は認知機能を低下させ，アパシーや抑うつを悪化させ，興奮や易刺激性を高め，せん妄を引き起こしうる．糖尿病のコントロールがよくなっただけで，易怒性や抑うつがおさまり，あるいは認知機能が一定程度改善することはしばしば経験される．

薬剤選択と注意すべきこと（図1）

興奮や易怒性がみられると，医師はどうしても向精神薬を用いたくなる傾向がある．しかし，それは対症療法であり，症状を標的として単に抑え込んでいるだけの場合が多い．本来，病態そのものを標的とした治療こそ第一にすべきである．

その第一には，前述した身体的対応を行う余地がないかどうかをまず検討する．

次いで，原疾患が脳梗塞である場合には，脳循環改善を念頭に血小板凝集抑制と血管拡張作用を併せもつシロスタゾールを考慮する．同薬剤は近

血管性認知症　**227**

```
VD による興奮・易怒性
      ↓
身体面の精査，特に，
・血圧と脱水傾向の有無のチェック
・糖尿病のコントロールがされているかのチェック
      ↓ 改善しない
原因疾患が脳梗塞の場合：シロスタゾールの使用
      ↓ 改善しない，もしくは原疾患が脳梗塞ではない
・軽症の場合：抑肝散
・抑肝散が無効または中等症以上の場合：原則，専門医へ紹介
      ↓ すぐに紹介ができない
ガイドライン2) の薬剤リストの抗精神病薬から選択
・特にクエチアピン(糖尿病に禁忌)，アリピプラゾールを推奨
・最低用量で使用(身体状態が思わしくなければさらにその半量)
※BZ 系の抗不安薬/睡眠薬は用いない！
```

図1 薬剤選択のアルゴリズム（筆者推奨）

年，ホスホジエステラーゼ阻害作用（PDE-I）をもつとして，加齢や AD による認知機能低下または脳卒中後うつ病を改善する可能性が議論されている薬剤であり，そうした作用が関与する可能性もある．副作用として，出血傾向，頻脈には注意が必要であるが，検討に値すると思われる．

　それでも改善がかなわない場合あるいは原疾患が脳梗塞でない場合は，軽症なら漢方薬である抑肝散を試みる．それで無効または中等症以上であれば，向精神薬を検討する．対症療法としてではあるが，鎮静や気分安定を狙って行うことになる．先述したとおり，VD では脳器質的なイベントが背景として起きており，向精神薬がうまく働けば，恒常的に安定を図れるときも少なくない．ただ，これを行うのは簡単ではなく，精神科専門医に任せるべきである．

　紹介まで待てず，当面自身で治療を行わなければならないときには，「かかりつけ医のための BPSD に対応する向精神薬使用ガイドライン（第2版）」2)の薬剤リストから適切な薬剤を選択する．まず，抗認知症薬は有効ではない．抗精神病薬ではクエチアピン（糖尿病には禁忌），アリピプラゾール

が推奨される．錐体外路症状の副作用が少ないからである．リスペリドンとオランザピン(糖尿病に禁忌)は錐体外路症状出現の可能性が高い．抗うつ薬を使う場面はほとんどない．次いで，せん妄を生じやすいことを考え，鎮静や催眠にベンゾジアゼピン(BZ)系薬剤である抗不安薬や睡眠薬のほとんどは用いてはいけない．鎮静のために身体科医がジアゼパム(セルシン®，ホリゾン®)を処方するケースがしばしばみられるが，不適切というほかない．BZ系薬剤そのものが興奮を強め，せん妄を惹起する可能性が高いばかりでなく，なかでも同剤は半減期が長く，高齢者に対して認知機能低下やせん妄を非常に起こしやすい薬剤である．高齢者にはほぼ禁忌の薬といってよい．睡眠導入薬ではBZ系でないラメルテオンとスボレキサントは使用可能だが，せん妄の出現には注意したい．

　VDには錐体外路症状のほか，傾眠や過鎮静の副作用も生じやすいため，抗精神病薬を用いる場合は，ガイドラインに記載の最低用量を用いるべきだ．衰弱や脱水などがあって身体状態が芳しくない場合は，記載用量のさらに半量を開始用量にするべきであろうと思われる．

まとめのひとこと

　血管性認知症の精神症状には血管病変の影響が少なくない．心情に配慮した対応とともに，身体面の問題にぜひ留意したい．向精神薬はその次の最終手段であり，無理をせずに，早めに専門医に紹介するべきである．

文献

1) Mendez MF, Cummings JL：Vascular dementia. In dementia：a clinieal approach, pp121-127, Butterworth and Heinemann, Philadelphia, 2003
　＜血管性認知症の分類と概説＞
2) 平成27年度厚生労働科学研究費補助金(厚生労働科学特別研究事業)認知症に対するかかりつけ医の向精神薬使用の適正化に関する調査研究班：かかりつけ医のためのBPSDに対応する向精神薬使用ガイドライン(第2版)．2015.
　http://www.mhlw.go.jp/file/06-Seisakujouhou-12300000-Roukenkyoku/0000140619.pdf(2017.7.11 アクセス)

〔上田　諭〕

その他の認知症の病態と対応—アルツハイマーとの違いを中心に

レビー小体型認知症

ポイント

- レビー小体型認知症の症状は幻視や錐体外路症状を主として多彩．AD のように「もの忘れ」が主訴になることは少ない
- 内科疾患や脳障害との鑑別を行ったうえで，日常生活の問題点の解決 をはかる
- 介護負担が大きく，家族が疲弊していることも．介護スタッフと連携 してサービスの導入を検討する

　レビー小体型認知症（DLB）は，小阪らの一連の報告により知られるよう になった記銘力障害の進行，パーキンソニズムの進行，幻視などの精神症 状，自律神経症状，REM 睡眠行動障害（RBD）などの特徴を併せもつ疾患 である．

　DSM-5 の診断基準では，認知症または軽度認知機能障害の基準を満た し，潜行性に発症し緩徐に進行することに加え，中核的特徴と示唆的特徴 （表1）を次のような定義で満たす疾患に対して診断する．

　これらの特徴のうち，「2 つの中核的特徴がある．もしくは，中核的特徴 と示唆的特徴がそれぞれ 1 つ以上ある」のいずれかを満たすとき，「確実な レビー小体病を伴う認知症もしくは認知機能障害（probable DLB）」と診断 される．

230　第3章　知っておきたい，MCI とさまざまな認知症

表1 DSM-5 における DLB の特徴

1. 中核的な特徴	(a) 認知機能（注意・覚醒）の変動
	(b) 具体的・詳細な，繰り返し出現する幻視
	(c) 認知機能低下と並行して緩徐に進行するパーキンソニズム
2. 示唆的な特徴	(a) RBD の基準を満たす
	(b) 神経遮断薬に対する重篤な過敏性

　またこれらの中核的・示唆的特徴のうち，「1 つの中核的特徴がある．もしくは，示唆的特徴が 1 つ以上ある」のいずれかを満たすとき，「**疑いのあるレビー小体病を伴う認知症もしくは認知機能障害（possible DLB）**」と診断される．

　これらの障害は，脳血管疾患，物質の作用，他の神経変性疾患や精神疾患や全身疾患でうまく説明されないことが鑑別となる．

AD との病態の違い

来院時の主訴

　AD も DLB も緩徐に認知機能障害が進行するが，AD は記銘力障害が主体であり，DLB は，幻視，錐体外路症状，変動する意識障害を伴うことが多い．そのため，来院した際，AD と DLB では主訴がしばしば異なる．認知症の程度によって変化はあるが，AD では「大切な物を置いた場所をすぐに忘れてしまう，火をつけっぱなしにして鍋を焦がしてしまう，通帳や財布を何度もなくしてしまう」などという記銘力障害に関連した訴えが多い．それに対し，DLB は，「黒い小さな虫が見える，最近転びやすくなった，ボーッとして活気がなくなった，不快な夢をみる，夜間に急に興奮し出す」などと幻視，パーキンソニズム，無気力，RBD といった多彩な症状に伴う訴えが主体であることが多い．AD も DLB も記銘力低下，日付や場所の見当識障害を伴うが，DLB は AD に比べると，幻視やパーキンソニズムが目立ち，見当識障害はあまり顕在化しない．そのため，DLB では，主訴が「もの忘れ」になることが少ない．

レビー小体型認知症　**231**

妄想・幻覚・錯視

ADで出現する妄想は，金銭や保険証，銀行通帳，貴重品などを盗まれたと思い探し回るような「物盗られ妄想」が主体だが，DLBで物盗られ妄想が出現することは少ない．DLBの妄想は，動物や人間の顔などのありありとした幻視が主体であり，会話時に「今，ここの部屋におじいさんがいる．虫も見える」などとはっきりと幻視の内容を言語化し説明することが多い．自分がいる場所がわかっていても「窓の外に廊下がつながっていて誰かが通り抜けようとしている」などと話し，会話中もそわそわ落ち着かず視線が定まらないことがある．

また，DLBの患者さんでは錯視を認めることもある．幻視の場合は「壁に虫が動いている，天井に虫が走り抜けた」などと，あたかもその物体がいて動いているように訴えることが多い．それに対し，錯視の場合は「壁や天井の模様を見ているとその模様が何か人の顔のように見えます」などと，実際にある物が別の物に見えるということが多い．患者さんによっては，幻視や錯視を改善すると，亡くなった妻や夫，自分にとって見ていて楽しい風景などの幻視が消えてしまうため，逆に不満を言う人もいる．また，抗パーキンソン病薬などの内服調整の過程でwearing off(長期にわたる服用で薬の効く時間が短くなってしまい，パーキンソン症状の日内変動が現れる現象)が顕著な症例では幻視より体の動きの改善を求める患者もいる．しかし，幻視や錯視に左右され問題行動が生じる症例では，幻視や錯視への対応が必要であろう．

問診時の特徴的な言動

ADの患者さんに「最近のニュースの話題はどんなものがありますか？」と問うと，「さあ．最近，私は忙しくてテレビを見ないからわからないわ」などと，あたかもわかっているかのように取り繕うことが多い．このような問診時の「取り繕い反応」は，ADの典型的な特徴の1つである．

これに対しDLBの患者さんは，最近のニュースの話題を質問すると，ボーッとしながら「知りません．わかりません」などと答え，会話があまり続かないことが目立つ．抑うつ，無気力(アパシー)，不安焦燥といった症状がみられやすいため，問診時にも無気力で無表情なうえ，落ち着かなさや

苛立ち・不安焦燥を伴うことが少なくない.

むずむず脚症候群

　主に夜間，安静にしていても「ふくらはぎのあたりがむずむずして落ち着かず眠れない」などという訴えが強まるケースがある．この場合，DLBの前駆症状もしくは併存症状の1つである「むずむず脚症候群」を生じている可能性がある．単なる入眠困難ではなく，下肢を中心とした身体違和感が不眠の原因になっていると考えられる．むずむず脚症候群は，特発性のほか，基礎疾患として腎不全や糖尿病・関節リウマチ・鉄欠乏性貧血などを伴うことがある．ADでむずむず脚症候群が出現することは，DLBに比べれば少ない．しかし，基礎疾患の合併や行動・心理症状に抗精神病薬が用いられた場合には，ADでもむずむず脚症候群を呈する可能性がある．そのためADとDLBの鑑別の際には，むずむず脚症候群だけに注目するのではなく，内科的な基礎疾患の合併にも注意したい．

失禁

　失禁は認知症の進行に伴い，ADLに関する認知機能障害が複数重なって起きるものと考えられている．ADではもの忘れが進行し，身の回りの清潔管理ができず，便器の周囲に排泄しトイレを汚してしまうことが多い．また，着衣失行（衣服を着る動作ができなくなる）に伴い衣服をうまく脱げずに汚してしまうことも多い．さらに，自分は衣服を汚していないと取り繕い，箪笥などに汚した衣服を隠し，しばらくして家族によって汚れた衣服が発見されることもある．

　Functional Assessment Staging Test（FAST）というADの進行度合いの判定に使用されるテストの内容にもあるが，ADにおいて失禁は，その前駆ステージとして不潔行為（たとえば，清潔管理ができない，入浴を嫌がる，入浴時に体を洗わない）という症状が生じ，次に，トイレを汚してしまうようになり，尿失禁，便失禁の順に症状が進行することが多い．ただし，清潔管理がうまくできず失禁が目立ってくる段階まで認知機能障害が進んでいても，介護支援環境を整えることで失禁などの問題が軽減する場合もある．そのため，家族に市区町村役場での介護保険申請を勧め，早急に介護保

レビー小体型認知症　**233**

険を申請してもらう必要がある．さらに，定期的な訪問介護・訪問看護の利用やデイサービスの利用による在宅支援の環境を整え，衛生面の定期的な管理を進める必要がある．

一方，DLBによる失禁は，着衣失行や不潔行為によるものではなく，錐体外路症状に伴い動作が緩慢となり脱衣が間に合わず汚す形の失禁が多い．そのため，失禁を軽減するには，トイレまで行く時間をいかに短縮するかが課題となる．たとえば，自宅の居間や寝室へポータブルトイレを設置し，そこで排泄するよう本人へ働きかけることでトイレまでの距離の短縮を図るなどの工夫が必要である．脱ぎやすい衣服を着用することで，着衣動作による失禁の問題が改善することもある．このように，ある程度認知症の症状が進行していても，衛生管理や動作に関するチェックをして問題点を聴取し，介護スタッフと情報共有することで，失禁の軽減に取り組めることもある．

自律神経障害と抗精神病薬への顕著な過敏性

DLBでは，ADに比べ自律神経障害の合併が多いことが知られており，しばしば頑固な便秘や夜間を中心とした頻尿を合併する．自律神経障害に伴い注意が必要な事項は，起立性低血圧に伴う失神である．入浴や排泄，食後などに，急速に立ち上がることで血圧が低下し失神を起こすことがある．失神に至らなくとも，立ち上がり時に，「頭がクラクラする」，「体が宙に浮いた感じがする」などの訴えでDLBが疑われるケースもある．その場合，臥位と立位（立位測定が困難な場合は臥位と坐位でも可）の血圧を測定し，臥位と立位の収縮期血圧の差が25以上の場合は，起立性低血圧と判断されるため，移動時の姿勢変換をゆっくり行うように注意が必要である．SPECTでの検査が可能な施設では，MIBG心筋シンチグラフィを施行し，DLBでみられる心臓の交感神経障害を示すH/M比の低下の有無の確認をすることが望ましい．

抗精神病薬によって錐体外路症状が強まったり，過鎮静になったりする顕著な過敏性が出ることもDLBの特徴である．自律神経障害が顕著なDLBの症例では，失神だけでなく抗精神病薬によって血圧低下を生じることが多い．そのため，幻視に対して抗精神病薬を使用する際は，急激な血

圧低下に対して十分な注意が必要である．たとえば，抗精神病薬のなかでも半減期の短いクエチアピンは，低用量で幻視を軽減させるなど有用なことも多いが，少量の使用であっても服薬日から数日鎮静が遷延するケースもある．DLB の幻視を軽減させるためには，抗認知症薬を少量から開始し漸増するのがよいと考えられている．抗認知症薬の増量については，各内服薬の投与用法に沿って吐き気や眠気などの副作用に注意しながら慎重に行う必要がある．

かかりつけ医がどこまで対応すべきか？

　DLB は先述のように症状が多彩である．そのため，治療医に対しては本人だけでなく，家族や介護スタッフからの介護負担の増大やそれに伴う疲弊の訴えが多くなることが多い．最初に挙げたように，記銘力障害よりも幻視やパーキンソニズム，睡眠中の体動や寝言の多さ，抑うつ・無気力を伴う主訴がみられたときは，DLB を鑑別に挙げ，幻視，錐体外路症状，変動する意識障害がないか，RBD の増悪を疑わせる夜間の問題行動（中途覚醒してうろうろ歩いたり，暴言を言ったり，興奮して暴力をふるったりする）がないかにも焦点を当て問診することが望ましい．

　夜間の問題行動は，全身状態の悪化に起因するせん妄状態と鑑別が必要となることもある．DLB は AD よりせん妄が生じやすいが，夜間せん妄と DLB に伴う RBD の鑑別は，専門医であっても困難なことも多い．ただ少なくとも，脱水や電解質異常・貧血などに伴う意識障害をきたしていないか，転倒に伴う慢性硬膜下血腫や脳血管障害などの急性期病変をきたしていないかといった内科疾患や脳障害との鑑別が必要である．そのうえで，日常生活上の各々の問題点に焦点を当て加療を行うことが望ましいものと考える．

　家族が疲弊し来院するケースも多いため，介護保険を導入し，ケアマネジャーや地域包括支援センターの介護支援スタッフ，市区町村役場の介護保険課などとの情報共有を図ったうえで，ケアプランを考えたい．その過程で DLB と他の認知症の鑑別がしづらいケースや今後の治療方針に迷うケースは，認知症の専門医療機関に一度相談することが望ましい．専門医

レビー小体型認知症　**235**

による治療と介護の方針が決まり，患者家族や施設職員と問題点の共有を図ることができれば，かかりつけ医においても継続した医療の提供ができるものと考える．

（肥田道彦）

その他の認知症の病態と対応──アルツハイマーとの違いを中心に

前頭側頭型認知症

- 主症状は社会行動や人格の変化．認知機能検査では鑑別が難しいこともある
- 行動症状を主体とした診断基準が存在する
- 抗認知症薬も，非定型抗精神病薬も処方には注意が必要．前頭側頭型認知症を疑ったら，専門医に紹介を

　前頭側頭型認知症（FTD）とは，前頭葉および側頭葉前方部に病変の首座をもち，特徴的な行動症候や言語症状を呈する神経変性疾患群であり，以前はPick病と呼ばれていた病態である．FTDは多くの背景神経病理をもつヘテロジニアスな疾患群であり，臨床的には最も多くを占める行動障害型FTD（bvFTD）および，原発性進行性失語症（PPA）の2亜型に大分される．FTDという用語は広義ではこれらを包括する臨床的な用語として用いられ，狭義ではbvFTDと同義として用いられる．一方で病理学的な概念として前頭側頭葉変性症（frontotemporal lobar degeneration：FTLD）という用語が用いられることもある．本項ではこれらをまとめ，FTDという用語を臨床的な用語でbvFTDと同義として用いる．

　FTDは特に高齢者ではADに比して患者数が少ないため，これまでは比較的まれな疾患であると考えられてきた．実際には若年発症例においては

決してまれな病態ではなく，欧米では 65 歳以下においては AD と同程度の発症率と有病率をもつとされる[1]．比較的若年で発症すること，後述のような行動症状が病像の主体であること，そして疾患自体の認知度が低いことなどから，FTD は介護者の負担の非常に高い疾患である[2]．このような疾患の特性に留意して診療にあたる必要がある．

病態と臨床症状

前頭葉が障害される FTD においては，社会行動上の変化や人格の変化が主たる症状であり，それらは病初期から出現する[3]．AD で認められるような記銘力障害や視空間認知機能障害は通常それほど強くはない．以下に FTD の主要な症状を述べる．これらの症状は前頭葉の機能低下による脱落症状（1, 5），後方連合野への抑制障害による症状（8），辺縁系への抑制障害による症状（2），基底核への抑制障害による症状（6）などに分類されるが，各々の症状が混在して出現している場合も多い．

1）病識の欠如

病初期より病識は欠如しており，病感すら全く失われていると感じられることが多い．そのためしばしば治療の導入が困難になる．

2）社会的対人行動の低下・脱抑制

本能のおもむくままに行動する「わが道を行く行動（going my way behavior）」が出現し，礼儀や行儀作法が失われ，窃盗や盗食などの逸脱行動や時には軽犯罪も認められることがある．ただし本人には悪気はない．このような脱抑制は介護者負担の重い症状であるが，前頭葉全体に病変が進み自発性の低下が顕著になるとあまり目立たなくなる．

3）対人接触の障害・無関心

病初期から認められ，自己の整容や身なりに対しても周囲への対応に関しても無関心になる．検査をしようとしても自らは考えようとせずに検者にやらせようとしたり，よく考えずに即答したりする「考え無精」がみられる．また診察場面で散見される「立ち去り行動（その場から立ち去ってしまう）」も無関心と関連しているとされる．

4) 感情・情動変化

情意鈍麻，無表情が初期から出現しやすい．脱抑制と関連して多幸的に変化していることも多いが，焦燥感が強く不機嫌になっていることもあり，一部には冷たく疎通性の得られない例もある．

5) 自発性の低下

病状の進行に伴って意欲や自発性の低下が顕著になっていくことが多い．常同行動や落ち着きのなさと同居してみられるのが特徴である．この自発性の低下は前頭葉内側面，特に前部帯状回との関連や背外側前頭前皮質との関連が指摘されている．

6) 常同行動

日常生活において常同的な周遊(roaming)，常同的な食行動，常同的な発話(反復言語，滞続言語など)を呈する．生活が時刻表的になり，強迫性を帯びることもある．進行すると膝を手で擦り続けたり，手をパチパチとたたいたりするような反復行動が見られることもある．

7) 食行動の変化

甘いものや味の濃いものへ嗜好が変わったり，大食になったり，決まった少数の食品や料理に固執する常同的な食行動が出現したりする場合が多い．家事を主にしていた女性の場合は調理が常同的となり，同じ献立ばかり作るようになることもある．

8) 被影響性の亢進

日常生活場面で，介護者と同じ動作をするといった模倣行為，視覚に入った文字を読み上げる，他者への質問に先んじて応じるといった行為が出現する．

9) 転導性の亢進，維持困難

ある行為を持続して続けられない，注意障害あるいは運動維持困難との関連が考えられる．外界の刺激の有無にかかわらず，落ち着かないことが多い．前述の立ち去り行動も，この転導性の亢進との関連が考えられる．

診断方法

FTD では概念の変遷に伴いさまざまな診断基準があったが，現在では

表1 by FTD の診断基準

I　変性疾患であること

II　Possible bvFTD（以下の 6 項目のうちの 3 項目を満たす）
　A. 脱抑制
　B. アパシー/無気力
　C. 共感性の欠如
　D. 常同行動，保続的行動
　E. 口唇傾向，食行動変化
　F. 遂行機能障害（記憶と視空間認知は比較的保たれる）

III　Probable bvFTD
　A. Possible bvFTD を満たす
　B. ADL の明らかな低下
　C. 前頭葉/側頭葉前方部の萎縮や血流低下

IV　FTLD の病理学的所見を満たす bvFTD
　Probable/Possible bvFTD であり，FTLD の組織病理学的所見を有する，または遺伝子変異を有する

V　除外項目
　A. 他の認知症性疾患
　B. 精神疾患
　C. AD のバイオマーカー陽性

〔Rascovsky K, et al : Sensitivity of revised diagnostic criteria for the behavioral variant of frontotemporal dementia. Brain 134（Pt 9）: 2456-2477, 2011 より改変（筆者訳）〕

2011 年の bvFTD のコンソーシアムによる診断基準（FTDC 基準）（**表1**）が多く用いられている[4]．この診断基準では前述のような行動症状の記載が主たるものである．

　FTD の場合は組織病理学的多様性により，たとえば AD におけるアミロイド β 蛋白のような疾患特異的なバイオマーカーは現時点では存在しない．また頭部 MRI を主とする形態画像は，診断の補助において最も使われる検査である．典型的な FTD においては特徴的なナイフの刃様の萎縮を認める（**図1**）．しかしすべての FTD 例でそのような萎縮があるわけではない．特に注意しなければならないのは背外側前頭前皮質の萎縮であり，これは加齢性変化やアルコール，外傷など変化でも出現し，FTD では比較

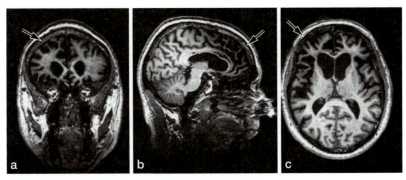

図1 FTD の典型例の頭部 MRI 画像
a:冠状断, b:矢状断, c:水平断.「ナイフの刃様萎縮」がみられる部分を矢印で示す.

的後期で出現するとされるので,疾患特異的なものではない.脳血流 SPECT などの機能画像における血流低下も同様である.

また,認知機能検査によって FTD を早期診断,鑑別しようという試みは多くあるが,標準的なものは存在せず,結果は一致していない.FTD と AD の認知機能を比較した 94 の論文をメタアナリシスしたレビューにおいては,「認知機能検査を鑑別診断に用いる場合は,病歴や行動観察,画像診断や家族からの情報などを併せ,慎重に行わなければならない」と述べられている[5].それゆえ,FTD において出現する特徴的な行動症状をとらえるほうが,認知機能検査よりも鋭敏であり,前述のような診断基準が成立したわけである.

非専門医がとるべき対応

残念ながら今日まで FTD の疾患自体を改善させる根本治療薬は開発されておらず,現時点では抗認知症薬など向精神薬による対症療法がなされているのが薬物療法の現状である.しかしコリンエステラーゼ阻害薬に関しては,そもそも FTD は AD と比較してアセチルコリン欠乏は軽度であり,ドネペジル塩酸塩の投与により行動異常が悪化したとの報告もある.またメマンチンに関してもランダム化二重盲検プラセボ比較試験において有効性を見出せなかった.以上よりこれら抗認知症薬の有用性は限定的であ

り，処方は慎重になされるべきであると考えられる．

重度の行動異常を伴う場合には非定型抗精神病薬の使用も検討されるが，錐体外路症状などの有害事象を引き起こす可能性もあり，その使用についても慎重に検討しなくてはならない．一方で，FTDにおけるセロトニン欠乏が以前より指摘されており，選択的セロトニン再取り込み阻害薬（SSRI）の使用に関する報告が散見される．しかし現時点で十分なエビデンスとはいえず，今後のさらなる検討が必要である．現時点では非専門医がFTDを疑った場合，安易に処方を開始するのではなく，まずは専門医への紹介が望ましいと考えられる．

有効な薬物療法が限定的である以上，非薬物療法による行動異常に対する介入が重要である[6]．古い趣味や好きなゲームといった比較的問題とならないような行動を患者に習慣づけることで，FTD特有の問題となりやすい行動症状を改善させようというアプローチがある．これはFTD患者においても比較的保たれる手続き記憶や，症状の一部である「被影響性の亢進」などを利用することで新たにより適応的な常同行動を形成する試みであり，「ルーティン化療法」と呼ばれている．

また，家族介護者に対し，患者の行動が神経学的な原因で生じることを理解してもらい，家族会などのグループを利用してもらうといった介護者教育も重要である．環境調整として，日課を決め，家具なども決まった場所に配置するといった，構造化され安定した環境を提供することで不要な混乱を予防できる．

文献

1) Ratnavalli E, et al : The prevalence of frontotemporal dementia. Neurology 58(11) : 1615-1621, 2002.
   ＜英国におけるFTDの有病率を示した疫学研究＞
2) Riedijk SR, et al : Caregiver burden, health-related quality of life and coping in dementia caregivers: a comparison of frontotemporal dementia and Alzheimer's disease. Dement Geriatr Cogn Disord 22(5-6) : 405-412, 2006.
   ＜FTDの介護負担がADの介護負担に比べて大きいことを示した論文＞
3) Bozeat S, et al : Which neuropsychiatric and behavioural features distinguish frontal and temporal variants of frontotemporal dementia from Alzheimer's disease? J Neurol Neurosurg Psychiatry 69(2) : 178-186, 2000.
   ＜FTDの行動症状を詳細に記載し，ADの症状と比較した論文＞

4) Rascovsky K, et al : Sensitivity of revised diagnostic criteria for the behavioral variant of frontotemporal dementia. Brain 134(Pt 9) : 2456-2477, 2011.
　＜FTD の新しく，最もよく用いられている臨床診断基準＞
5) Hutchinson AD, et al : Neuropsychological deficits in frontotemporal dementia and Alzheimer's disease: a meta-analytic review. J Neurol Neurosurg Psychiatry 78(9) : 917-928, 2007.
　＜FTD と AD の認知機能検査の所見を比べた 94 の論文をメタアナリシスしたレビュー＞
6) Shinagawa S, et al : Non-pharmacological management for patients with frontotemporal dementia : a systematic review. J Alzheimers Dis 45(1) : 283-293, 2015.
　＜FTD の非薬物療法に関するシステマティック・レビュー＞

(品川俊一郎)

索引

欧文

A

Aβ　11
AD : Alzheimer's disease
　　　　　10, 51, 60, 131, 172, 180, 198
—— 診断のポイント　29
—— の画像診断　17
—— の診断基準　18
—— の臨床経過　30
ADAS-cog : Alzheimer's Disease
　Assessment Scale-cognitive subscale
　　　　　207
ADL　115, 198
Alois Alzheimer　11
APP : amyloid precursor protein　11

B

BADL : basic ADL　115
bio-psycho-social　89
BPSD : behavioral and psychological
　symptoms of dementia
　　　　　133, 151, 198, 200, 213
—— の原因　14, 126, 141
bvFTD : behavioral variant FTD
　　　　　35, 237, 240

C

CDR : clinical dementia rating　26, 218
COGNISTAT　219

D

DASC-21 : Dementia Assessment Sheet
　in Community-based Integrated Care
　System-21 items　23, **26**

DLB : dementia with Lewy bodies
　　　　　51, 54, 137, 181, 213, **230**
—— 診断のポイント　32
DSM-5　23, 230

F

FAST : Functional Assessment Staging
　Test　233
FDG-PET　17
FTD : frontotemporal dementia
　　　　　148, 161, 204, **237**
—— 診断のポイント　35
FTDC 基準　240
FTLD : frontotemporal lobar
　degeneration　35, 237

G・H

going my way behavior　238
H₂ブロッカー　38, 40
HIV 脳症　38, 43

I・M

IADL : instrumental ADL　26, 115
MCI : mild cognitive impairment
　　　　　15, 60, **216**
—— due to AD　218
MIBG 心筋シンチグラフィ　32, 234

N

neurofibrillary tangle　11
NIA-AA : National Institute on Aging-
　Alzheimer's Association　18, 218
NINCDS-ADRDA　18
NMDA : N-methyl-D-aspartate　198
NNH : number needed to harm　134, 207
NNT : number needed to treat　207

NPH : normal pressure hydrocephalus
24, **39**, 43

P

Pick 病　237
possible bvFTD　240
possible DLB　231
PPA : primary progressive aphasia
35, 237
preclinical AD　19
probable bvFTD　240
probable DLB　230

Q・R

QT 延長　207
RBD : rapid eye movement sleep behavior disorder（REM 睡眠行動障害）
32, 54, 230, 231
RCT : randomized controlled trial
133, 200
reversible dementia　37
roaming　239

S

self-coherence　169
self-defense　169
senile plaques　11
SIB : Severe Impairment Battery　208

V

treatable dementia　4, 37
VD : vascular dementia　224
VSRAD　31

W

watershed　224
wearing off　232
wish-fulfillment　169
WMS-R : Wechsler Memory Scale-Revised　219

和文

あ

アーテン®　40
アセチルコリンエステラーゼ　51
アパシー（無気力）　205, 225, 226, 232, 240
アミロイド β 蛋白　11, 240
アミロイド・カスケード仮説　11
アミロイド前駆体蛋白　11
アリセプト®　51
アリピプラゾール　138
アルコール　38
アルコール多飲　41
アルコール乱用　40
アルツハイマー型認知症　11
アルツハイマー病（AD）
10, 51, 60, 131, 172, 180, 198
アルツハイマーらしさ　15
悪性症候群　139
安静時振戦　32

い

イクセロン®　52
インフォームド・コンセント　136, 188
インフルエンザ様症状　208
「医学モデル」による治療　2
易刺激性　226
易怒性　134, 199, 205, 225, 226
易疲労感　40
胃切除の既往　40

異常体験反応　142
意思決定支援　185
意思決定能力　188
意思能力　188
意識障害　143, 231, 235
意味性認知症　161
意欲低下　35, 199, 205
痛み　190, 225
陰性感情　156

う

ウェクスラー記憶検査　219
ウェルニッケ脳症　40, 43
うつ状態　41
うつ病　183
　――, 介護者の　92
　――, 老年期の　42
　―― と AD の鑑別　24
運転　177
運転免許証に係る認知症等の診断の届出ガイ
　　ドライン　180
運動性失行　42

え

エピソード記憶の障害　13, 17, 154, 164
エンパワメント　48
炎症性・自己免疫性疾患　38
遠隔記憶　13
遠距離介護　99
嚥下障害　134, 225

お

オランザピン　134, 138
往診　72
嘔吐　207

か

カットオフポイント, 認知症の　26
カルシウム拮抗薬　205
ガスター®　40
ガランタミン　**51**, 181, 198, 201, 207
かかりつけ医のための BPSD に対応する向精
　　神薬使用ガイドライン(第 2 版)　7, 133
かかりつけ医向け認知症高齢者の運転免許更
　　新に関する診断書作成の手引き　179
"からくり"　**128**, 142
仮性認知症　42
仮面様顔貌　42, 136
家族誤認　158
過活動型せん妄　226
過鎮静　134
寡動　134, 136
画像診断, AD の　17
介護事業所　106
介護者教育, FTD の　242
介護者のうつ病　92
介護負担　235, 238
海馬　13
海馬萎縮　144, 154, 164
海馬傍回　13
害必要数(NNH)　134, 207
「帰る」妄想　151
肝性脳症　43
肝不全　38
喚語困難　13, 35
感覚障害　225
感情失禁　225
関節の腫脹　42
関節リウマチ　233
観念運動失行　13
観念失行　13
願望充足　169
考え無精　238

和文索引　**247**

き

気分障害　42
帰宅願望　141
記憶空白の穴埋め的反応　169
記憶障害　13, 127, 154, 186
記銘力障害　231
起立性低血圧　32, 134
　　── に伴う失神　234
基本的日常生活動作（BADL）　115
偽性球麻痺　225
急性ストレス反応　131, 142
嗅覚低下　32
居宅介護支援事業所　71, 112
共感性の欠如　240
強制把握　205
強迫性　239
境界領域　224
近時記憶障害　13, 160, 194, 225
筋強剛（筋固縮）　32, 134, 136

く

クエチアピン　134, 138, 235
クロルプロマジン　134

け

ケアマネジャー　95, 106, 112, 235
下痢　207, 208
軽度認知障害（MCI）　15, 60, **216**
軽犯罪　238
傾眠　226
激越　209, 213
血液学的検査,「治る認知症」の　43
血管性認知症（VD）　110, 175, 204, **224**
　　── 診断のポイント　33
血管性パーキンソニズム　225
血清脂質　43
血糖値　43

こ

見当識障害　13, 127, 143
健忘型 MCI　218
検索モニターの障害　169
幻覚　135, 137, 205, 209, 232
幻視　32, 137, 160, 201, 232
　　──, 繰り返し出現する　231
原発性進行性失語症　35, 237
減薬・中止　139

コリンエステラーゼ阻害薬
　　　　35, 135, 200, 207, 220, 241
こだわりの強さ　225
小刻み歩行　42, 136
呼吸不全　38
語想起の障害　13
誤嚥性肺炎　110
口唇傾向　16, 240
甲状腺機能障害　**39**, 44
甲状腺機能低下症　38
向精神薬　38, 40, **133**
行動・心理症状（BPSD）　133, 151, 198, 200, 213
行動異常への介入　242
行動障害型 FTD　35, 237
抗コリン薬　40
抗精神病薬　**133**, 156, 233
　　── への過敏性　234
抗てんかん薬　38
抗認知症薬　**49**, 136, 181, 198
　　── の処方と告知　64
抗パーキンソン病薬　38, 232
抗ヒスタミン薬　38
抗不安薬, ベンゾジアゼピン系の　40
抗不整脈薬　40
攻撃性　135, 156, 209
"恍惚の人" 的認知症観　127, 141, 148
降圧薬　227
高血圧　85, 100, 205
高度徐脈　207

高齢者の治療方針決定　187
構音障害　110, 134, 225
構成障害　13
興奮　135, 151, 227
講習予備検査　179
告知　**55**, 90
　――, MCI の　220
骨折　134

さ

在宅医　72
探し物対策　119
作話　169
錯語　13, 35
錯視　182, **232**
錯乱　209
寂しさ　156
寒がり　40

し

姿勢反射障害　32
脂質異常症　43, 100
視空間認知の障害　13
視床痛　225
視野欠損　225
嗜眠傾向　226
自己一貫性　169
自己肯定感　3
自己像の喪失　114
自己防衛　169
自殺企図　151
自死（自殺）　95
自尊感情　80, 85
自尊心の低下　129
自動車運転　177
自発性低下　174, 239
自律神経障害　32, 234
時間の見当識障害　14

時系列の障害　169
時刻表的生活　35, 239
叱責　142, 159
失禁　233
失行　75
失行性歩行　39
失神　200
　――, 起立性低血圧に伴う　234
失調性歩行　39, 42
失認　75, 143
嫉妬妄想　108, 151
実行（遂行）機能障害　127, 194, 240
社会資源　98
社会福祉士　106
若年性 AD　30
手段的日常生活活動作（IADL）　26, 115
受診拒否　77
受診中断　81
収縮期血圧　234
熟字訓困難　35
初診　4
徐脈　40
小脳領域を含む病変　42
少量投与　211
焦燥　135, 205, 208, 239
常同行動　35, 239, 240
情意鈍麻　239
情動易変性　225
食行動　35, 240
　――, 常同的な　239
食欲低下　134
心筋梗塞　207
心筋症　207
心理教育的アプローチ　122
心理社会的構造　128, 142
心理社会的要因, BPSD の　15
心理的反応　15
身体不定愁訴　101
神経原線維変化　11
神経細胞死　11

神経遮断薬に対する過敏性　231
神経梅毒　38, 43
神経ベーチェット病　38
振戦　134, 136
深部腱反射亢進　225
深部白質　225
進行性核上麻痺　32
人物誤認　151
人物の意味記憶障害　161
人物の見当識障害　14
腎機能　43
腎不全　233

す

ストレス反応　151, 190
頭痛　208
錐体外路症状　16, 134, 231, 234, 242
髄液検査, AD の　17
髄膜炎　38, 43

せ

セカンドオピニオン　183
セルフネグレクト　71
セロクエル®　138
セロトニン欠乏　242
せん妄　14, 16, **41**, 98, 134, 190, 209, 226, 235
 ── と認知症の鑑別　25, 41
正常圧水頭症 (NPH)　24, **39**, 43
生活習慣病　100
生活障害　104, 114
 ── の定義　115
「生活モデル」による治療　3
生物-心理-社会的な側面　89
成年後見制度　188
制止症状　42
精神運動興奮状態　134
精神症状　225
精神保健福祉士　106

窃盗　238
選択的セロトニン再取り込み阻害薬 (SSRI)
　242
前傾姿勢　136
前頭側頭型認知症 (FTD)　148, 161, 204, **237**
 ── 診断のポイント　35
前頭側頭葉変性症 (FTLD)　35, 237
前頭葉機能低下　33
前頭葉/側頭葉前方部の萎縮　240
善管注意義務　178

そ

相貌認知障害　161
巣症状, 脳血管障害による　33
喪失感　156
側頭・頭頂連合野　13
側頭葉内側　13

た

タウ蛋白　11
立ち去り行動　35, 238
多発梗塞性認知症　224
多発性硬化症　38
対象恒常性　93, 95
大脳基底部　225
大脳の局在病変　42
大脳皮質基底核変性症　32
代謝性疾患　43
代理受診　86
脱水　42, 227, 235
脱抑制　35, 238, 240
単一領域 MCI　218
単発脳卒中　225

ち

地域包括ケアシステムにおける認知症アセスメ
　ントシート　23, **26**

地域包括支援センター　81, 107, 112, 235
治療同意能力　188
遅発性ジスキネジア　134
着衣失行　233
着衣の障害　13
中核症状　127, 201, 225
中枢神経系感染症　38
中枢神経ループス　38
中途覚醒　235
昼夜逆転　14
貼布剤　205
調理，常同的な　239
陳旧性脳梗塞　110
鎮静の遷延　235

て

デイケア　127, 148
デイサービス　64, 73, 85, 112, 156, 234
てんかん　38
手続き記憶　13
低活動型せん妄　226
低カリウム血症　207
低血糖　38, 43
定型抗精神病薬　134
鉄欠乏性貧血　233
転倒　134, 208
転導性の亢進　239
電解質　43
　——　の異常　24, 38

と

トリヘキシフェニジル　40
ドネペジル　**51**, 53, 181, 207, 241
ドパミントランスポーターSPECT　32
取り繕い（反応）　5, 15, 156, **171**, 232, 233
盗食　238
糖尿病　43, 100, 227, 233
頭蓋内疾患　38

頭部 MRI 画像，FTD の　241
頭部外傷　41
洞不全症候群　207
動作性記憶　112
動揺性血圧　100
道路交通法　178
独居　70

な

ナイフの刃様の萎縮　240
内嗅皮質　13
内分泌疾患　38, 41
治る認知症　4, 24, 37

に

ニコチン酸欠乏症　38
ニコチン性アセチルコリン受容体　51
日本語版 COGNISTAT 認知機能検査　219
日常生活動作（ADL）　115, 198
日内変動　232
尿失禁　39, 225, 233
尿毒症　38, 43
任意通報制度　180
認知機能検査　179
認知機能障害　13, 186
　——，薬物による　40
認知機能低下　23, 134
認知機能の変動　32, 231
認知症
　——　の診断の流れ　21
　——　の治療目標　2
　——　の定義　23
認知症グループホーム　73, 74
認知症初期集中支援チーム　87
認知症地域連携パス　107
認認介護　100

和文索引　251

ね・の

眠気　134, 235
脳炎　38, 43
脳血管障害　134, 235
脳血流 SPECT　17, 31, 32
脳腫瘍　38

は

ハロペリドール　134
バイオマーカー　240
　──, AD の　18
バップフォー®　40
バルプロ酸　205
パーキンソニズム　25, 32, 42, 110, 136, 156, 231
パーソンセンタードケア　49, 95
吐き気　235
張り合い　84, 112
　── のある生活　3, 104, 109
場所の見当識障害　14
背外側前頭前皮質の萎縮　240
徘徊　14, 16, 103, **147**, 205
廃用性症候群　16
白質病変　204
発汗減少　40
反響言語　13
反復行動　239

ひ

ビタミン B 群欠乏　**40**, 44
ビタミン B₁ 欠乏症　38
ビタミン B₁₂ 欠乏　41, 43
ビタミン欠乏　24
ビンスワンガー病　225
びまん性脳萎縮　72, 85, 112
皮質連合野　14
非健忘型 MCI　218
非定型抗精神病薬　134, 242

非薬物的介入，BPSD の　7, 133
被影響性の亢進　239, 242
被害妄想　151, 156
被刺激性の亢進　199
尾状核　225
微小脳梗塞，側頭の　100
病識　47, 173, 199
　── の欠如　238
病名告知　55
貧血　38

ふ

ファモチジン　40
ブチリルコリンエステラーゼ　52
プロピベリン塩酸塩　40
ふらつき　134
不安　14, 156
　──, MCI 患者の　222
不安焦燥　232
不潔行為　233
不整脈　38
不全感　156
振り返り徴候　15, 172
浮腫　40, 42
服薬・予定管理　117
副甲状腺機能異常　38
副作用　135, 139, 156, 205
副腎機能異常　38
複数領域 MCI　218

へ

ベンゾジアゼピン系抗不安薬　40
ペロスピロン　134, 138
部屋かき回され妄想　155
併用療法，抗認知症薬　209
変動する意識障害　231
弁膜症　207
便失禁　233

便秘　32, 40

ほ

ホームヘルパー　74, 106
ホームヘルパーステーション　95
ホルモン異常　24
歩行障害　39, 134, 225
保続的行動　240
訪問介護員　106
訪問介護・看護　234
訪問看護師　106
訪問看護ステーション　95
訪問診療　70
暴言　199
暴力　151

ま・み

マイヤーソン徴候　32
まだら認知症　225
麻痺　225
万引き　35
慢性硬膜下血腫　24, **39**, 43, 235
ミオクローヌス　16
民生委員　105

む

むずむず脚症候群　233
無関心　238
無気力（アパシー）　205, 225, 226, 232, 240
無表情　239

め

メマリー®　53
メマンチン
　　53, 135, 181, 201, 205, 207, 208, 241
メモリートレイ　119

めまい　208
免許証の返納　180

も

モンスターケアラー　93
もの忘れ　78, 84, 163, 186, 231
文字理解の障害　13
模倣行為　239
妄想　14, 135, 137, **163**, 205, 209, 232
物置き換えられ妄想　155
物すり替えられ妄想　155
物盗られ妄想　15, 86, 137, 151, **153**, 232
問診　25
　──, AD の　17

や・ゆ

薬剤起因性せん妄　54
薬物相互作用　135, 136
薬物による認知機能障害　40
薬物療法　49
　──, FTD の　241
ユビキチン蛋白　11

よ

要介護認定区分　84
葉酸　43
葉酸欠乏症　38
抑うつ　14, 32, 225, 232
　──, MCI 患者の　222
抑うつ気分　42
抑うつ状態　183
抑肝散　205

ら・り

ラクナ状態　225
ランダム化比較試験（RCT）　133, 200

和文索引　253

リスパダール® 139
リスペリドン 134, 138
リドカイン 40
リバスタッチ® 52
リバスチグミン **52**, 53, 181, 201, 207
リン酸化タウ 11
了解障害 13
臨時適性検査 179
臨床症状, AD の 12

ルーラン® 138
レビー小体型認知症 (DLB)
　　　　　51, 54, 137, 181, 213, **230**
レボメプロマジン 134
レミニール® 51
老人斑 11
老年期のうつ病 42
老老介護 100

る・れ・ろ

ルーティン化療法 242